U0224979

《大众保健知识问答丛书》编委会名单

主　编　　郭　涛

副主编　　刘　蓉

编　委　　（按姓氏笔画排序）

本书主编　　刘中梅

本书副主编　　刘　建

幸福诚可贵　健康价更高

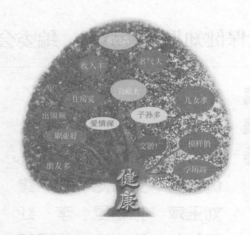

愿您以健康的体魄撑起自己硕果累累的幸福常青树

幸福 = 健康 $\times 10^{\Sigma n}$，一旦失去健康，幸福总量将恒等于零

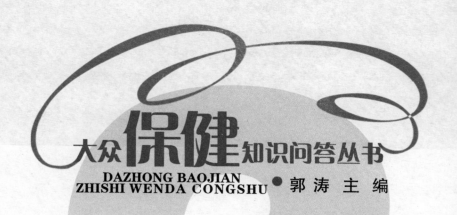

大众**保健**知识问答丛书

DAZHONG BAOJIAN
ZHISHI WENDA CONGSHU ● 郭涛 主编

高血压防治
知识问答

GAOXIEYA FANGZHI ZHISHI WENDA

刘中梅 主编

云南出版集团公司
云南科技出版社
·昆明·

图书在版编目(CIP)数据

高血压防治知识问答 / 郭涛总主编,刘中梅分册主编. — 昆明:
云南科技出版社, 2012.4(重印)

(大众保健知识问答丛书 / 郭涛主编)

ISBN 978-7-5416-4483-2

Ⅰ. ①高… Ⅱ. ①郭… ②刘… Ⅲ. ①高血压 – 防治 – 问题解
答 Ⅳ. ①R544.1-44

中国版本图书馆 CIP 数据核字(2011)第 030514 号

云南出版集团公司

云南科技出版社出版发行

(昆明市环城西路 609 号云南新闻出版大楼   邮政编码 650034)

昆明市五华区教育委员会印刷厂印刷   全国新华书店经销

开本:889mm × 1194mm 1/32 印张:3.75 字数:108 千字

2011 年 6 月第 1 版   2012 年 4 月第 2 次印刷

印数:5001~10000 册   定价:10.00 元

幸福诚可贵，健康价更高！

　　任何科学体系一旦能用数学模型表达就将发生质的飞跃，研究幸福尤其如此。在量化幸福的方程式中：$幸福 = 健康 \times 10^{\Sigma n}$，收入丰、贡献大、住房宽、智商高、朋友多、模样俏、儿女孝、职称高、交通便、爱好广……等，都是影响结果的自变量，它们的取值根据"存在"与"不存在"只能是1或0。只要拥有健康（取值=1），随着n=1或2或3或4……幸福总量将以10倍的级差递增；一旦失去健康（取值=0），即便n=∞，幸福总量将恒等于零。

　　亲爱的读者，您也许已发现，幸福方程式的结果并不重要，重要的是该数学模型蕴藏的真理——幸福诚可贵、健康价更高！愿您以健康的体魄撑起自己硕果累累的幸福常青树！

　　伴随人口老龄化、城市化和生态环境破坏，各种急/慢性、传染/非传染性疾病成为人类生存的最大威胁。仅以心脑血管病为例，全球患者超过3亿人，中国每分钟病死/病残者分别达4人和3人，成为我国因病死亡的第一位。由于其病程长、难根治、资源耗费巨大，已经或将给千万个家庭造成灾难。科学研究表明：生活方式优化和自我保健措施至少可减少50%的病死/病残发生率，即医学界拼搏百年仍不能阻止新老疾病肆虐人类的重要原因之一是公众缺乏必要的保健常识和医生轻视预防。从事疾病预防、诊断、治疗和康复的专门机构有责任率先关注公众健康教育、推进社会文明。为此，由云南省心血管病研究所牵头并组织来自不同学科方向的数十位医学专家共同编写了这套《大众保健知识问答丛书》（20个分册），全套书收录了涉及男女老少合理饮食、合理锻炼、合理睡眠以及合理用药等医学常识的2000多个问题和解答。读者可在轻松零散的闲暇中了解、掌握保健知识，感受到医学科学的博大精深和医务工作者的爱心与智慧……

　　该丛书向追求幸福的读者朋友献上21世纪最珍贵的礼物——保健知识，愿您和您的亲朋好友拥有21世纪最宝贵的财富——健康！

前　言

　　高血压是世界最常见的心血管疾病，也是最大的流行病之一。由于我国人口众多，故高血压发病率占世界首位。目前估计，全国高血压病患者已达1.6亿人。高血压患者觉因无任何症状而未去求医。据调查，我国高血压患者中，仅20%~25%知道自己患高血压，其中不足一半经过治疗，仅不足10%者获满意控制，许多人直到出现并发症才就医，失去了最佳治疗时机。由此而致残、致死者占我国首位，也为世界之最。面对高血压日益严重的挑战，国人显然准备不足。我国高血压三高的特性（高发病率，高死亡率，高致残率）和在预防治疗中的三低（低知情率，低治疗率和低控制率）形成了鲜明对比。因此提高对高血压病的认识，对早期预防、及时治疗有极其重要的意义。

　　本书从高血压相关的基本知识讲起，介绍了高血压的诊断标准，危险程度分层，药物、非药物治疗，控制、预防、日常保健、饮食、运动等几个方面的知识，详细阐述了高血压患者的合理生活方式、正确治疗手段，集科学性、实用性于一体，具有较强的指导意义。本书内容丰富，文字通俗易懂，适合高血压患者、中老年人及基层医务人员阅读。

　　此书在编写过程中得到了云南省心血管病研究中心主任郭涛教授的大力支持和帮助，再次表示衷心的感谢。

　　本书在编辑过程中难免存在诸多不足之处，请读者给予指正和谅解。

目 录

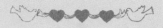

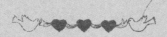

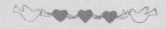

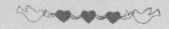

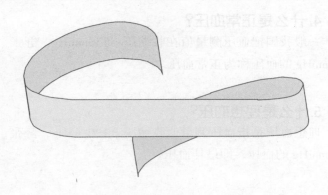

1. 什么是血压?

血压是指血液在血管内流动时,对血管壁产生的单位面积侧压。由于血管分动脉、毛细血管和静脉,所以,也就有动脉血压、毛细血管压和静脉压。通常说的血压是指动脉血压。

2. 什么是收缩压和舒张压?

血管内的血液,犹如自来水管里的水一样,水对水管的压力,犹如血液对血管壁的压力。当心脏收缩时,动脉内的压力最高,此时压力称为收缩压,也称高压;心脏舒张时,动脉弹性回缩产生的压力称为舒张压,又叫低压。

3. 血压如何计量?

血压通常以毫米汞柱(mmHg)表示。血压常使用血压计测定,血压计以大气压为基数。如果测得的血压读数为 90mmHg(12.0kPa)即表示血液对血管壁的侧压比大气压高 12.0kPa(90mmHg)。

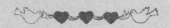

4. 什么是正常血压?

一般我国把血压测量值在收缩压 < 130mmHg，舒张压 < 85mmHg 的血压称为正常血压。

5.什么是理想血压?

理想血压是指血压测量值收缩压 < 120mmHg，舒张压 < 80mmHg 的血压，即最佳血压。

6. 什么是正常高值（血压值偏高)?

如果您的高压在 130 ~ 139mmHg 和（或）低压在 85 ~ 89mmHg，属于血压偏高。虽然您目前不是高血压患者，但您的血压值已接近高血压的边缘。这类人群中有部分病人可发展为高血压，故应进行饮食控制和血压监测，以便在血压达到高血压诊断时给以及早治疗。

7. 正常人的血压是怎样变化的?

人类和大多数生物的生命现象一样，血压有周期性变化的特性：无论是正常血压还是高血压患者，冬天血压往往比夏天高，这是季节性波动；昼夜 24 小时内血压也常波动，大多数人血压明显地有昼夜节律性，即白天活动状态血压较高，夜间入睡后血压较低。一般白天血压有两个高峰期，即上午 6 ~ 10 时及下午 4 ~ 8 时，在这两个时段测血压，可以了解一天中血压的最高点。

此外，血压可因吸烟、饮酒、饮咖啡及情绪激动等因素的影响而引起一时性变化。

8. 怎么样的血压算高血压?

未服降压药的条件下 2 次或 2 次以上非同日多次血压测定所

得的血压平均值。依据随测血压即手测血压，而非 24h 动态血压。

根据 2004 年 10 月中国高血压防治指南起草委员会参考国内外最新研究报告和指南先行发表初稿认为：当收缩压≥140mmHg 和 / 或舒张压≥90mmHg 则诊断为高血压。

9.什么是脉压差? 脉压差异常与什么疾病有关?

脉压差是指收缩压与舒张压之间的差值，正常范围是 30~40mmHg 。一般大于 60mmHg，称为脉压差增大；小于 20mmHg，称为脉压差减小。凡能影响收缩压和舒张压的因素，都可以影响到脉压差。

（1）引起脉压差过大的常见疾病有：主动脉瓣关闭不全、主动脉硬化、甲状腺机能亢进、严重贫血、风湿性心脏病、梅毒性心脏病、部分先天性心脏病与高血压心脏病、细菌性心内膜炎等。例如：老年人由于主动脉及其他大动脉粥样硬化、动脉壁的弹性和伸展性降低，出现单纯性收缩期高血压，舒张压正常，脉压差增大。

（2）引起脉压差减小的常见疾病有：心包大量积液、缩窄性心包炎、严重的二尖瓣狭窄、主动脉瓣狭窄、重度心力衰竭、末梢循环衰竭、休克以及由于肥胖、血液粘稠度增高或合并糖尿病、高脂血症等。一旦发现脉压差异常，应该及时到医院查明原因，治疗原发病。例如器质性的主动脉关闭不全必须依靠心脏手术来解决。发现脉压差明显减小时，如经详细检查后，未发现明确病因时，应认为属于体质性血压降低（主要指收缩压）。治疗体质性低血压，除增强体质、适当加强营养外，还要防止站立时发生头晕或摔伤。可采用具有调节植物神经作用的谷维素、维生素等药物进行治疗。对无不适感的脉压差小，不必过于介意，因其对健康不会产生太大影响。

10.高血压分哪两大类?

高血压分为原发性高血压和继发性高血压两大类。原发性高

血压（即高血压病）：指原因不明的高血压，占94%以上；目前尚难根治但能被控制。继发性高血压：指血压升高有明确的病因，占5%以上；这种高血压可能是由肾脏疾病、内分泌疾病，如肾上腺肿瘤或增生和其他原因导致。

11.原发性高血压的病因是什么？

原发性高血压的病因目前尚不十分清楚，可能与下列因素有关。

①遗传；②摄盐量；③吸烟；④超重；⑤酗酒；⑥缺乏锻炼；⑦精神紧张。

12.高血压病与心理社会因素有哪些关系？

高血压的病因及发病学说是多源的，其中与心理因素、社会因素有关的如下：

（1）职业与环境：研究结果表明，注意力高度集中、精神紧张而体力活动较少的职业，以及对视觉、听觉形成慢性刺激的环境，可能是导致血压升高的因素。如在高应激水平下工作的空中交通管理员，高血压发病率较条件相仿的领航员高5.6倍。大城市电话交换台话务员患高血压较多。

（2）个体特征：许多研究者报道，与高血压有关的人格特质包括：高度敏感性、脱离实际、顺从、受抑制的愤怒和敌意、表露的愤怒、情绪的压抑、自由漂泊、恐怖、焦虑、抑郁、强迫性冲动行为、A型行为（成人）、各种形式的神经质、不稳定性、易变性。但是，没有一种特质是特异的。

（3）婚姻状态：根据Framingham的资料，寡妇和鳏夫的血压高于配偶健在者。

（4）应激性情境：应激性生活事件与高血压有关，极度紧张的气氛促使高血压发病率增加。如战争时前线士兵血压高；失业者血压高，但获得新的工作后血压下降。

13. 怎样对原发性高血压进行分级？

根据 2004 年 10 月中国高血压防治指南起草委员会参考国内外最新研究报告和指南，高血压分级标准如表 1：

表 1　　　　　血压水平的定义和分类 (WHO/ISH)

类别	收缩压 (SBP) (mmHg)	舒张压 (DBP) (mmHg)
理想血压	<120	<80
正常血压	<130	<85
正常高值	130~139	85~89
1 级高血压（"轻度"）	140~159	90~99
亚组：临界高血压	140~149	90~94
2 级高血压（"中度"）	160~179	100~109
3 级高血压（"重度"）	>180	>110
单纯收缩期高血压	>140	<90
亚组：临界收缩期高血压	140~149	<90

患者收缩压与舒张压属不同级别时，应按两者中较高的级别分类。

14. 如何正确使用血压计？

近年来，随着生活水平的提高和卫生知识的普及，许多高血压患者都自备有血压计。那么，如何正确使用血压计测量血压呢？

（1）室内要保持安静，室温最好保持在 20℃左右。

（2）在测量前，受检者要精神放松，最好休息 20 ~ 30 分钟，排空膀胱，不饮酒、咖啡和浓茶，并要停止吸烟。

（3）病人可采取坐式或卧式，两脚平放，其肘部及前臂舒适地放在与心脏大约平行的位置上。

（4）打开血压计盒，放在病人肢体近旁的平稳处，并使水银柱垂直到零点。

（5）让病人脱下衣袖露出右上臂，如衣袖单薄宽大，可向上卷

到腋窝处。

(6) 在缠血压计气袖时，先将气袖内空气挤出，再缠在右上臂肘关节上 2~3cm 处，不能太松或太紧。在肘窝内侧摸到肱动脉跳动后，将听诊器听头放在肱动脉上，打气测压。

(7) 关紧气球上的气门，测量者的视线应与水银柱上的刻度在一个水平上，来观察水银柱的高度。快速充气，待触知桡动脉脉搏消失后，再加压 30mmHg 即可停止充气，微开气阀门，使水银缓缓下降，当听到第一声脉搏跳动的声音时为"高压"，即收缩压。继续微微放气，水银缓缓下降到水银柱上的某一刻度，声音突然变弱或消失时为"低压"，即舒张压。

(8) 第 1 次测量完成后应完全放气，至少等 1 分钟后，再重复测量 1 次，取两次的平均值为所得到的血压值。此外，如果要确定是否患高血压，最好还要在不同的时间里进行测量。一般认为，至少有 2 次不同日的偶测血压值，才可以定为高血压。

(9) 整理好袖带、听诊器，把水银柱恢复至零点关闭，以备再用。

15. 测血压时须注意哪几个方面？

现在我们所广泛使用的血压测量方法是应用袖带来压迫血管的测压方法。充气时，一旦袖带内压力超过动脉收缩压，血管被压闭，血流被阻断，血管的远端就听不到动脉的搏动音。放气后，当袖带内压力低于动脉收缩压时血管开放，血流恢复，产生动脉搏动音，听到第一声动脉搏动音（听诊音）时袖带内的压力即为收缩压。继续放气，当袖带内压力低于舒张压时，血管完全通畅，血流不再被阻断，动脉的搏动音消失，此时袖带内的压力即为舒张压。儿童舒张压以动脉搏动音突然变小时的压力来确定比较准确。由于血压的测量受到许多外部因素的影响，因此正确测量血压需做到如下几点：

（1）选择合适的血压计：一般最常用的是汞柱式血压计，气压表式血压计和电子血压计亦常用。血压计的袖带宽度应能覆盖上臂长度的 2 / 3，同时袖带长度需达上臂周径的 3/2。如果袖带太窄则测得的血压值偏高，袖带太长则测得的血压值偏低。

（2）选择合适的测压环境：患者应在安静、温度适当的环境里休息 20 ~ 30 分钟，衣袖与手臂间不应过分束缚，避免在应激状态下如膀胱充盈或吸烟、受寒、喝咖啡后测压。

（3）选择正确的测压步骤：患者取坐位，被测的上臂应裸露，手掌向上平伸，肘部位于心脏水平，上肢胳膊与身躯呈 45° 角，袖带下缘与肘前间隙间距为 2 ~ 3cm，充气至挠动脉搏动消失后再加30mmHg，此时为最大充气水平。如果加压过高会得到收缩压过高的结果。如果充气到达 300mmHg 水平时，即会导致"气囊充气性高血压"。然后逐渐放气，速度为 2mmHg / 秒，第一听诊音为收缩压，搏动音消失时为舒张压（旧制单位血压读数应精确到 2mmHg）。充气压迫的时间不宜过长，否则易造成血压升高的假象。

此外，测压者应受过合格的培训。

16. 哪些原因可导致测量血压产生误差？

测量血压虽是一项较简单的技术，但若操作不规范，所测血压数值与实际血压相比也常出现误差，不能客观真实地反映病人的血压情况。那么，造成血压误差的常见原因有哪些呢？

（1）测量血压缺乏耐心：按世界卫生组织专家的建议，测量血压前应让病人先休息几分钟后再测量。而且隔几分钟后再复测血压，如此反复 3 次，才能确定可供临床参考的血压值。而现在很少有人这样"不厌其烦"地给病人测量血压，多是"一槌定音"。因此，就很难排除许多因素干扰血压所造成的假象，使血压出现误差。

（2）偏离听诊点太远：许多测压者在捆好袖带后，并不是仔细触摸动脉最强搏动点，然后再放听诊器头，而是估摸着找个听诊位

置。因为偏离听诊点，听到的血压变音和由此作出的诊断，就难免不出误差。

（3）袖带减压过快：按规定应在阻断血流听不到动脉搏动音后，再缓缓放气减压，使水银柱徐徐下降，读数应精确到 2mmHg。而许多测量血压者，放气减压太快，使水银柱迅速下降，判断误差少说也有 6～8mmHg。他们认为血压正常范围本来很宽，似乎没有必要那么精确。事实上，正常与非正常的临界值也就是几毫米汞柱。

由此可见，测量血压虽然是一项简单的技术，但也蕴含着不少的学问，对此每个测压者都应该注意。

17. 为什么有时血压会越测越高？

这可能是因为：

（1）这类高血压患者有"白大衣效应"，在接受血压测量过程中比较紧张，处于应激状态。

（2）在测压时体位不当。

（3）患者处于高血压后期，动脉硬化等常会造成血压越测越高的现象。

对这类患者一般建议连续测量血压 3～5 次，中间间隔2 分钟，取其相近的两次血压测量平均值作为本次血压测量值。

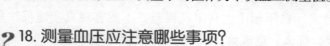 18. 测量血压应注意哪些事项？

（1）打气时看袖带是否从旁鼓出，若鼓出应重新缠紧，以免产生误差。

（2）对脑血管意外偏瘫病人，应在健侧上肢测量。因患肢血管可能不正常，以致血压测量不准确。

（3）初诊病人应根据病情分别测左右两上肢血压，以作对照。青年高血压病人可测量上下肢血压以便比较。

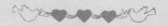

19. 为什么血压会波动?

人体的血压易受多种因素影响而发生波动,正常生理状态下,血压常会随着人们的饮食、起居、脑力活动、体力活动及情绪变化等有一定的波动,这种波动是有一定范围的,是血压为适应生理需要而进行自我调节的结果,属于正常反应。若血压高出正常范围者,即可称为高血压。在不同时间测量血压往往读数不同,有时差异还相当大。这是为什么呢? 其原因是受测者自身内在血压自然变异和外界环境因素影响,或者由测量误差所造成的。

20. 诊断高血压有哪些步骤?

高血压病的诊断应包括以下内容:

(1) 确诊高血压,即是否血压确实高于正常 (即收缩压≥140mmHg,舒张压≥90mmHg)。

(2) 排外继发性高血压。

(3) 高血压分级。

(4) 重要脏器心、脑、肾功能估计。

(5) 进行高血压危险分层,有无合并可影响高血压病病情发展和治疗的情况,如冠心病、糖尿病、高脂血症、高尿酸血症、慢性呼吸道疾病等。

21. 什么是继发性高血压?

继发性高血压不同于原发性高血压 (找不到确切的原因,占高血压患者的94%以上),是指病因明确,血压升高只是某种疾病的一种表现的高血压,也称症状性高血压。日常生活中最常见的有:肾实质病变、肾动脉狭窄、嗜铬细胞瘤、原发性醛固酮增多症、库欣综合征、主动脉狭窄,约占所有高血压患者5%以上,如用手术和其他方法治疗,可以根除这些诱发高血压的疾病,这部分高血压病是可以根治的。对突然发生明显高血压 (尤其是青年人),高血压时

伴有心悸、多汗、乏力或其他一些高血压病不常见的症状，上下肢血压明显不一致，腹部、腰部有血管杂音的病人应考虑继发性高血压的可能性，需作进一步的检查以鉴别。此外，也要注意与主动脉硬化、高动力循环状态、心排量增高时所致的收缩期高血压相鉴别。

? 22. 常见继发性高血压有哪些?

（1）肾脏疾病：由肾脏疾病引起的症状性高血压称肾性高血压。而引起肾性高血压的疾病有三类：①肾实质病变，以急性或慢性肾小球肾炎、肾盂肾炎为最常见；其次为先天性肾脏疾病，如多囊肾、马蹄肾、肾发育不全等，代谢性疾病所致的肾脏病变，如糖尿病性肾病、肾淀粉样变、痛风性肾病以及肾结石、肾结核、肾外伤等也常引起血压升高。②肾血管疾病，各种原因引起的肾动脉或其分支狭窄，如肾动脉粥样硬化、肌纤维增生，缩窄性大动脉炎，肾静脉血栓及肾动脉瘤等。③尿路梗阻性疾病，如尿路结石、肾脏肿瘤及各种原因导致的尿路受压。

（2）内分泌疾病：常见的有嗜铬细胞瘤、原发性醛固酮增多症、皮质醇增多症、垂体前叶功能亢进及某些类型的肾上腺变态综合征。

（3）血管病变：如先天性主动脉缩窄和多发性大动脉炎。

（4）颅脑病变：如脑部创伤、脑肿瘤、脑干感染等。

（5）妊娠高血压综合征：高血压是妊娠高血压综合征的主要表现之一，多在妊娠晚期出现血压升高。

（6）药源性高血压：如女性口服避孕药，长期应用肾上腺皮质激素等，常可发生高血压。

（7）其他：如结缔组织病，高原心血管病及女性绝经期前后，常有血压升高表现。肢端肥大症及高血钙症可伴有高血压。

23. 一次血压增高就可诊断高血压吗?

不可诊断。由于血压的波动性，应至少两次在非同日静息状态下测得血压升高时方可诊断高血压。而血压值应以连续测量3次的平均值计，须注意情绪激动、体力活动时会引起一时性的血压升高，被测者手臂过粗周径 >35cm 时，明显动脉粥样硬化者气袖法测得的血压可高于实际血压。近年来"白大衣高血压"（white coat hypertension）引起人们的注意，由于环境刺激在诊所测得的血压值高于正常，而实际并无高血压。白大衣高血压的发生率各家报道不一，约在 30%左右。为明确诊断尚可作 24 小时动脉血压监测。

24. 为什么要进行高血压的危险分层?

高血压的预后不仅与血压升高水平有关，而且与其他心血管危险因素存在以及靶器官损害程度有关。因此，从指导治疗和判断预后的角度，主张对高血压进行危险分层。根据危险分层可估测 10 年内心、脑血管病事件发生概率：低危 <15%，中危 15% ~ 20%，高危 20% ~ 30%，极高危 >30%，从中我们可以采取针对性较强的治疗措施加以防范。

25. 如何进行高血压危险分层?

根据年龄、性别、吸烟、糖尿病、血胆固醇、靶器官损害、心血管疾病或肾脏病史等评估和血压水平将病人分为低度危险、中度危险、高度危险或极高度危险四组。有助于医师决定实施治疗措施的强度，是否采用降压药物治疗，或治疗其他存在危险因素，以及治疗强度。详见表 2。

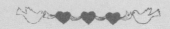

表2	血压（mmHg）		
其他危险因素和病史	I 级 SBP140~159 或 DBP 90~99	II 级 SBP 160 ~179 或 DBP 100~109	III 级 SBP≥180 或 DBP≥110
I 无其他危险因素	低危	中危	高危
II 1~2 个其他危险因素	中危	中危	很高危
III ≥3 个危险因素或靶器官损害或糖尿病	高危	高危	很高危
IV 并存临床情况	很高危	很高危	很高危

 26. 高血压危险分层的标准有哪些?

高血压危险分层标准详见表3:

表3　　　　　　　　高血压危险分层的标准

心血管疾病的危险因素	肥胖:	·脑出血
1. 用于危险性分层的危险因素: ·收缩压和舒张压的水平（1-3 级） ·男性 >55 岁 ·女性 >65 岁 ·吸烟 ·总胆固醇 >5.72mmol/L（220mg/dl） ·糖尿病 ·早发心血管疾病家族史能（发病年龄男 <55 岁，女性 <65 岁） 2. 加重预后的其他危险因素: ·高密度脂蛋白胆固醇降低 ·低密度脂蛋白胆固醇升高 ·糖尿病伴微白蛋白尿 ·葡萄糖耐量减低	·以静息为主的生活方式 ·血浆纤维蛋白原增高 靶器官损害 ·左心室肥厚（心电图、超声心动图或 X 线） ·蛋白尿和（或）血浆肌酐浓度轻度升高 106~177mmol/L（1.2~2.0 mg/dl） ·超声或 X 线证实有动脉粥样硬化斑块（颈、髂股或主动脉） ·视网膜普遍或局灶动脉狭窄 并存的临床情况 脑血管疾病 ·缺血性卒中	·短暂性脑缺血发作（TIM） 心脏疾病 ·心肌梗死 ·心绞痛 ·冠状动脉血运重建 ·充血性心力衰竭 肾脏疾病 ·糖尿病肾病 ·肾功能衰竭（血肌酐浓度 >117mmol/L 或 2.0mg/dl） 血管疾病 ·夹层动脉瘤 ·症状性动脉疾病 重度高血压性视网膜病变 ·出血或渗出 ·视乳头水肿

 27. 为什么说有危险因素的高血压患者，容易发生靶器官损害？

高血压危险因素簇医学调查结果显示，高血压本身特征不仅会造成心脏损害，而且当高血压患者合并有其他危险因素时更易引起或加重心脏损害。这些因素是糖尿病、吸烟、高脂血症等，称为高血压危险因素簇。血压在同一水平上的高血压患者，合并危险因素越多，心血管系统并发症发生率也越高，说明危险因素之间存在着对心血管系统损害的协同作用。因此，具有危险因素簇的高血压患者，靶器官损害的易感性增强，其心血管系统并发症的发病率也增高。例如，伴有糖尿病的高血压患者，左心室肥厚发生率增加，吸烟高血压患者比不吸烟高血压患者左室重量要大。

因此，积极使血压控制在理想水平和消除心脑血管疾病的其它危险因素，是防治心脏损害的主要方法。选用什么降压药物则是控制心脏损害的根本，长效而又无明显不良副作用的降压药物，特别适合伴有心脏损害的高血压患者。

28. 哪些高血压病人属于高危人群？

（1）不知道自己有高血压。

（2）未对高血压进行药物控制。

（3）服用降压药不合理。

（4）有不良生活生活习惯，如过度劳累、睡眠不足、嗜烟酒、缺乏体育锻炼、较少食用蔬菜水果。

（5）已经存在心脑肾病变。

（6）有睡眠呼吸紊乱。

（7）有高脂血症。

（8）有糖尿病。

29. 哪些因素可能导致高血压?

通过流行病学调查和实验研究,目前认为下列因素与血压升高有关,如遗传因素、环境因素、体重因素、营养因素、精神因素和心理因素等。

30. 高血压目前发病情况有哪些?

(1) 患病率较高:从世界各地区的发病情况看,发达的西方国家明显高于不发达国家和地区,西方国家患病率为20%左右,我国的平均患病率为11.8%。从近两年的流行病学调查资料来看有逐年上升的趋势。据2004年公布我国目前大约有1.6亿人患高血压。

(2) 发病特点:从资料显示,我国的高血压病有以下特点:①脑力劳动者高于体力劳动者;②北方地区高于南方地区;③城市高于农村;④家族史明显,有高血压家族史者高于无高血压家族史者;⑤高盐饮食者高于低盐饮食者;⑥有烟酒嗜好者高于无烟酒嗜好者;⑦身体超重者高于正常体重者;⑧长期从事精神紧张的工作者高于其他工作者。

(3) 并发症严重:从高血压的表现看,早期往往症状不明显,有的甚至没有任何感觉。一般情况,病人仅有头痛、颈后部发紧不适、头晕、眠睡不好、健忘,也有的出现胸闷、心悸等症状。但当血压急剧升高时,出现剧烈头痛、恶心呕吐,甚至发生晕厥。随着病情的发展,逐渐出现以损害几个主要脏器为主的并发症,如冠心病、脑动脉硬化、脑血管意外、肾动脉硬化等一系列疾病,这些都是高血压病的晚期表现。

(4) 预防和治疗周期长:高血压病人的治疗用药和预防措施很多,而且是一个长期的治疗和预防过程。可以说,一个人自患上高血压病之后,用药和预防将伴随终生。所以,一旦患上高血压病,必须树立长期治疗和长期预防的思想。从专家多年的防治经验看,对原发性高血压病患者,要长期坚持降压治疗,把血压控制在正常或基本正常水平，才能有效地控制和减少并发症。对继发性高血压首先是治疗原发病，才能较好地控制高血压。

31. 高血压病会遗传吗？

高血压病是不是遗传性疾病，多年来一直为人们广泛关注，许多人通过大量事例对高血压与遗传的关系，进行了深入细致的研究，结果发现：

(1) 双亲血压均正常者，子女患高血压的几率是3%；父母一方患高压病者，子女患高血压的几率是28%；而双亲均为高血压者，其子女患高血压的几率是45%。

(2) 高血压病患者的亲生子女和养子女生活环境虽一样，但亲生子女较易患高血压病。

(3) 孪生子女一方患高血压，另一方也易患高血压。

(4) 在同一地区不同种族之间的血压分布及高血压患病率不同。

(5) 高血压产妇的新生儿血压要比正常血压者的高。

(6) 动物实验研究已成功建立了遗传性高血压鼠株，繁殖几代后几乎100%发生高血压。

(7) 嗜盐、肥胖与高血压发病有关的因素也与遗传有关。

以上证明，遗传因素在原发性高血压病的发病中起重要作用，但是，除了遗传因素外，高血压发病还与其他因素有关，遗传因素必须与环境因素综合作用，才会导致血压升高。

目前的生化研究结果，支持高血压病是一种遗传性疾病。

32. 高血压病患者有哪些遗传基因？

高血压具有明显的家族聚集性（在同一家庭高血压病患者集中出现），不是因为他们有共同的生活方式，主要是因有遗传因素存在。父母患有高血压，子女发病概率高达46%，约60%高血压患者可有家族史。高血压的遗传可能存在主要基因显性遗传和多基因关

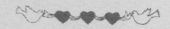

联遗传，即：①具有高血压病主基因，随年龄增长必定发生高血压。②具有高血压副基因，这些人如无其他诱发高血压病的因素参与则不发病，但目前如何从形态、生化或功能方面检测出这些遗传素质还是很困难的。在遗传表型上，不仅血压升高发生率体现遗传性，而且在血压的高度、并发症发生以及其他有关因素方面，如肥胖，也有遗传性。

? 33. 哪些环境因素可致高血压？

摄盐越多、低钾、吸烟等。近年来有关膳食结构与血压调节之间的关系研究较多，在新几内亚、我国贵州等山区居民，以及蜗居于岛屿、不太开化地区的"土著人"，摄盐量甚低，几乎无高血压，而"口味重"地区的人往往高血压发病率也高。我国北方人"口味重"，平均每人每天摄盐 15g，南方人口味偏淡，摄盐也达 7 ~ 8g，都超过世界卫生组织建议的每日盐适宜摄入量 3 ~ 5g。

近年来，我国高血压发病率居高不下，与此不无关系。因此，比较多的研究认为，不同地区人群血压水平和高血压患病率与钠盐平均摄入量显著有关，摄盐越多，血压水平和患病率越高。大量饮酒，以及膳食中过多的饱和脂肪酸或不饱和脂肪酸与脂肪酸比值过低，均可使血压升高，而膳食中有充足的钾、钙、优质蛋白质可防止血压升高。

? 34. 为什么摄盐过多会导致高血压？

1989 年，我国 10 组人群研究显示：样本人群平均每人每天的膳食钠摄入量和钠／钾比值与人群的收缩压及舒张压均值呈显著正相关。提示盐摄入过多会导致高血压。原因如下：

（1）食盐的主要成分是氯化钠，钠离子和氯离子都存在于细胞外液中，钾离子存在于细胞内液中，正常情况下维持平衡。当钠和氯离子增多时，由于渗透压的改变，引起细胞外液增多，使钠和水

潴留，细胞间液和血容量增加，同时回心血量、心室充盈量和输出量均增加，可使血压升高。

（2）细胞外液中钠离子增多，细胞内外钠离子浓度梯度加大，则细胞内钠离子也增多，随之出现细胞肿胀，小动脉壁平滑肌细胞肿胀后，一方面可使管腔狭窄，外周阻力加大；另一方面使小动脉壁对血液中的缩血管物质（如肾上腺素、去甲肾上腺素、血管紧张素）反应性增加，引起小动脉痉挛，使全身各处细小动脉阻力增加，血压升高。

35. 为什么低钾会导致高血压？

我国居民的饮食结构特点，除了高盐外，还有低钾，这对高血压可谓是雪上加霜。研究发现，钾可以对抗盐的升血压和损伤血管的有害作用，低钾则成为高盐的"帮凶"。

36. 为什么吸烟会导致高血压？

吸烟为什么会引起血压升高呢？目前认为主要是因为烟草中所含的剧毒物质尼古丁所引起的。尼古丁能刺激心脏和肾上腺释放大量的儿茶酚胺，使心跳加快，血管收缩，血压升高。有学者研究发现，吸一支普通的香烟，可使收缩压升高 1.3～3.3kPa（10～30mmHg）。长期大量地吸烟，也就是说，每日抽 30～40 支香烟，可引起小动脉的持续性收缩，天长日久，小动脉壁的平滑肌变性，血管内膜渐渐增厚，形成小动脉硬化。吸烟对血脂代谢也有影响，能使血胆固醇、低密度脂蛋白升高，高密度脂蛋白下降。因此，动脉粥样硬化的进程加快，容易发生急进型恶性高血压、蛛网膜下腔出血和冠心病、心肌梗塞等。此外，还有资料显示，有吸烟习惯的高血压患者，由于对降压药的敏感性降低，抗高血压治疗不易获得满意疗效，甚至不得不加大剂量。现已证明吸烟是冠心病的三大危险因素之一。

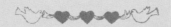

由此可见，吸烟对高血压影响很大，因此奉劝吸烟嗜好者，特别是高血压病人，最好及时戒掉这一不良习惯。

37. 饮酒会导致高血压吗?

大量研究表明，过量饮酒使高血压的发病危险升高。如果每天饮白酒在 2 两或 2 两以上，属于过量饮酒。饮酒是否会引起血压升高，国内外有关专家对此也进行了研究。如美国一项研究结果发现，在 5000 例 30~59 岁的人群中，若按世界卫生组织诊断高血压的标准，即收缩压≥160mmHg 和（或）舒张压≥95mmHg，定为高血压，饮酒量与血压水平呈正相关，也就是说喝酒越多者，血压水平就越高。在我国也有人进行过对照研究，结果发现饮酒者血压水平高于不饮酒者，特别是收缩压。有资料表明，每日饮酒 30ml，其收缩压可增高 4mmHg，舒张压可增高 2mmHg，高血压的患病率为 50%；每日饮酒 60ml，收缩压可增高 6mmHg，舒张压可增高 2~4mmHg，高血压的患病率为 100%。另一项研究发现，持续饮酒与不饮酒者相比，男女高血压发病危险分别增高 40% 和 50%。

为什么饮酒会使血压升高呢?其确切机制尚不清楚，可能与酒精引起交感神经兴奋、心脏输出量增加，以及间接引起肾素等其他血管收缩物质的释放增加有关。另外，长期饮酒还会造成心肌细胞损害，使心脏扩大而发展为心肌病。

38. 噪音会引起高血压吗?

德国科学家最近研究证实，长期居住在噪音较大的环境下的人易患高血压。不过相关研究并没有发现噪音环境与高血脂及偏头痛等病症之间有明显关联。

据悉，新公布的调查结果与环境部门早先发布的另一项关于噪音与心血管疾病的调查结论相吻合。根据这些调查结果，德国已经采取了诸如在夜间限制住宅区内机动车行驶速度等措施来降低噪音。

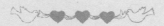

39. 低钙会促进高血压发病吗?

研究证实:在控制了年龄、性别及体重指数后人群平均每天钙摄入量及动物蛋白质摄入量与收缩压均值呈显著负相关。在膳食钙摄入量低于中位数的人群组(钙摄入量平均 156mg/1000kcal),个体钠摄入量和钠/钾比值与收缩压呈显著的正相关,但在钙摄入量高于中位数组(钙摄入量平均 328mg/1000kcal)则膳食钠及钠/钾比值与血压的关联不显著,表明膳食低钙可促进钠的升血压作用,中国膳食普遍低钙,这是促进高血压发病的因素之一。

40. 蛋白摄入不足会加重血压升高吗?

同一研究还显示个体的动物蛋白质摄入量,24 小时尿中硫酸盐水平(反映含硫氨基酸摄入量)以及血清和尿中与动物蛋白质有关的氨基酸浓度均与血压呈显著负相关,提示动物蛋白质是中国人群血压的保护因素。

41. 为什么肥胖会导致高血压?

体重与血压有高度的相关性。有关资料显示,超重、肥胖者高血压患病率较体重正常者要高 2~3 倍。前瞻性研究也证明,在一个时期内体重增长快的个体,其血压增高也快;体重指数每增加 3,男性和女性高血压病的相对危险分别增高 50% 和 57%。我国的人群研究结果无论单因素或多因素分析,均证明体重指数偏高,是血压升高的独立危险因素。

42. 怎么计算体重指数? 多少算肥胖?

体重指数 BMI= 体重(kg)/身高(m²);正常为 18~22;>22 为超重;>24 为肥胖。有统计提示 BMI 大于 22~27 之间总患病率分别为 19.84% 与 37.27%;腹臀比(WHR)>0.84 表明腹部肥胖。

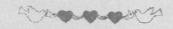

43. 糖尿病人容易发生高血压吗?

糖尿病患者高血压的患病率为非糖尿病患者的 2 倍,且糖尿病患者高血压患病率的高峰比正常人提早 10 年出现,而伴有高血压者更易发生心肌梗塞、脑血管意外及大血管病,并加速视网膜病变及肾脏病变的发生和发展,这一事实已引起人们的广泛注意。

44. 糖尿病引发高血压的机理是什么?

(1) 由于糖代谢紊乱可加速肾动脉和全身小动脉硬化,使外周阻力增加,血压升高。

(2) 高血糖可使血容量增加,肾脏超负荷,水钠潴留,最终可引起血压升高。

血压升高与心输出量及外周阻力有关。心输出量增加不伴有外周改变,即可引起血压升高;外周阻力增加不伴有心输出量或血容量改变,也可使血压升高。而糖尿病患者这两种变化都有,所以会使血压迅速升高,并引起严重并发症。

另一方面,高血压又可加重糖尿病引起的损害,包括它对小血管和肾脏的影响,形成恶性循环。

45. 为什么睡眠呼吸暂停综合征会导致高血压?

50%的睡眠呼吸暂停综合征的患者患有高血压。睡眠时反复的呼吸暂停及低通气,导致低氧血症和高碳酸血症,严重者可导致神经调节功能失衡,儿茶酚胺、肾素 – 血管紧张素、内皮素分泌增加,内分泌功能紊乱及血液动力学等改变,造成组织器官缺血、缺氧,多系统多器官功能障碍。由于个体差异,因此靶器官功能损害的临床表现及严重程度也有很大的不同。

46. 什么是睡眠呼吸暂停综合征？

睡眠呼吸暂停综合征（sleep apnea syndrome, SAS）是指成人于 7 小时的夜间睡眠时间内，至少有 30 多次呼吸暂停，每次呼吸暂停的时间至少 10 秒以上；和呼吸暂停指数（apnea index）（即每小时呼吸暂停的平均次数）> 5。阻塞性睡眠呼吸暂停综合征（OSAS）由于上呼吸道阻塞性病变（含咽部粘膜塌陷）引起的睡眠呼吸暂停综合征。此类病人若以每次呼吸暂停时间 10 秒计算，则 30 次呼吸暂停为 300 秒，也就是在 7 小时的睡眠时间，至少有 5 分钟的呼吸暂停，亦即呼吸暂停时间至少占整个睡眠时间 1.2%。但有睡眠呼吸暂停综合征的病人，夜间出现呼吸暂停的次数远较 30 次为多，每次呼吸暂停时间可达 20 ~ 90 秒，且往往多于 30 次。个别病人呼吸暂停时间竟占睡眠时间的一半。

47. 为什么说鼾症实为阻塞性睡眠呼吸暂停综合征的同义词？

阻塞性睡眠呼吸暂停综合征的一个十分突出的症状即为打鼾。鼾声（snore）是睡眠期间上呼吸道气流通过时冲击咽粘膜边缘和粘膜表面发生分泌物引起震动而产生的声音；其部位始自鼻咽，直至会厌，包括软腭、悬雍垂、扁桃体及其腭咽弓和腭舌弓、舌根、咽肌及咽粘膜，响度在 60dB（分贝）以下的鼾声，往往属于正常现象。

打鼾是日常生活中最常见的事，尤其是老年人、肥胖或上呼吸道感染导致，鼻腔阻塞引起打鼾更为常见。

鼾症（snoreing disease）：指鼾声响度超过 60 分贝以上，妨碍上呼吸道呼吸气流通过，影响同室人休息或导致他人烦恼。鼾症较轻者（单纯型）不引起明显的缺氧症状；重者（憋气型）鼾声响度可达 80 分贝以上，并可伴有不同程度的缺氧症状。

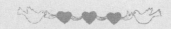

 48. 哪些情况可发生阻塞性呼吸暂停?

（1）肥胖。

（2）鼻部疾患，如鼻瓣弹性下降、过敏性鼻炎、鼻中隔弯曲、鼻息肉、鼻中隔血肿和鼻咽部肿瘤等。

（3）腺样体增殖、淋巴瘤、咽壁肥厚、扁桃腺肥大。

（4）内分泌疾病：肢端肥大症、甲状腺功能减退症、巨舌。

（5）颈部肿瘤的压迫：头和颈部烧伤、Hunter's 综合征、Hurler's 综合征。

（6）咽部的异常，如会厌的水肿及声带麻痹、喉功能不全等。

（7）颅底发育异常、下颌僵硬、先天性或获得性小颌、咽肌张力减退等。

睡眠时上气道狭窄、软组织松弛，舌根的后置、松弛等，在吸气时胸腔负压的作用下，软腭、舌坠入咽腔紧贴咽后壁，造成上气道阻塞，是引起阻塞性睡眠呼吸暂停的主要原因。

49. 为什么缺乏体育锻炼或缺少体力劳动易导致高血压?

生命在于运动。如果不经常参加体育锻炼或体力劳动，人的器官和组织功能不能得到很好的锻炼，长久不使用的器官系统就会萎缩、退化，最终导致整个机体的早衰、适应能力减退、抵抗能力下降，各种疾病便会接踵而来。我国和世界各地的资料统计表明，高血压、冠心病的发病与体力活动和运动不足有关。坐位工作的人冠心病患病率约为工作活动较多者的 3 倍；缺少锻炼的脑力工作者，其心血管疾病的患病率明显高于体力劳动者。

50. 为什么说不良情绪是高血压发病的重要因素?

在日常生活中，我们常会看到一些人情绪激动时，面色发

红、发白、发青，甚至在盛怒之下猝然昏倒而发生中风，这是什么原因呢？主要是剧烈情绪变化而引起血压突然升高的缘故。

据调查，个性过强、容易激动、遇事急躁、难以自抑、过分自负、刻板固执、多疑多虑、个性怪癖、压抑并抱有敌意、具有攻击倾向的人，均可引起体内代谢失调，生理功能紊乱甚至患高血压。有人报道这种性格的人，在一次调查中占高血压组的 19.71%，这意味着这种极端内向型的个性特征，是高血压病的一种易患因素。

51. 为什么上述性格的人容易发生高血压呢？

这是因为人在情绪改变时，大脑皮质和丘脑下部兴奋性增高，体内常产生一些特殊物质，如肾上腺素、儿茶酚胺、血管紧张素等，这些物质会使血管痉挛、血压增高。原发性高血压是生物因素与社会心理因素综合作用所致的疾病。国外一些人格心理研究者认为：人格决定人对环境的独特适应性，而高血压的发生可以说是心身系统不能适应环境变化的结果。因此，要预防高血压的发生，必须做到适劳逸、调情志、节嗜好、慎起居，保证正常心理环境，矫正不良个性。

52. 高血压和高脂血症有何关系？

高血压病的发生和发展与高脂血症密切相关。大量研究资料表明，许多高血压病人伴有脂质代谢紊乱，血中胆固醇和甘油三脂的含量较正常人显著增高，而高密度脂蛋白胆固醇含量则较低。另一方面，许多高脂血症也常合并高血压，两者呈因果关系。但何为因何为果，目前尚不十分清楚。高血压和高脂血症同属冠心病的重要危险因素，两者并存时，冠心病的发病率远较一项者高，因此，两项并存时更应积极治疗。

53. 高血压和高脂血症并存时怎么办?

(1) 要加强生活和饮食管理,控制热量摄入,适当增加活动量。进食热量过多,多余的热量就以脂肪的形式储存在体内,使血脂和血压升高。所以,应以限制脂肪为主,主食每天 200~250g,不吃甜食,可适当吃鱼、豆制品、禽类、蔬菜等,但每餐不可过多、不可暴食,晚餐要少吃。多吃富含钙、钾的食物,如香蕉、紫菜、海带、土豆、豆制品及菇类等以促进体内钠盐的排泄,调整细胞内钠与钙的比值,降低血管的紧张性,维护动脉血管正常的舒缩反应,保护心脏。适度运动,能有效地增加内源性热原质,增加身体热度,加速体内脂肪、糖和蛋白质的分解,有利于冲刷血管壁上的沉积物,又可使血脂分解加速,从而防止高血压、高脂血症,延缓各脏器的衰老。所以,应坚持锻炼,但老年人应以散步、慢跑、打太极拳为主,不宜剧烈运动。

(2) 患者吃盐应适量:据报道,有学者发现高血压与盐敏感有关,部分盐敏感者有钠泵基因突变,这种突变呈显性遗传,由此揭示了世界上研究了 100 多年的关于吃盐多的地区高血压发病多,而有些人吃盐多却不发病的谜底。因此,对食盐敏感性高血压患者来说,减盐非常重要。而非食盐敏感性高血压患者,过度减盐可影响糖和脂肪代谢,一般每日食盐量掌握在 5g 以下,对二者都不致产生明显影响。

(3) 烟酒对高血压和高脂血症均属促进因素,患者应断然戒烟,酒以不喝为好。

(4) 在使用降压药时,要考虑对脂质代谢的影响。

经降压控制饮食、运动治疗高脂血症未见好转,同时存在冠心病危险因素时,应配合应用抗高血脂症药物。

54. 高血压与冠心病的关系如何?

高血压被认为是冠心病的重要危险因素。高血压患者动脉粥

样硬化程度较血压正常者明显，且血压水平越高动脉硬化程度越重。血压升高不仅加速了动脉粥样硬化，也加速了小动脉硬化，因此高血压患者发生血管闭塞和破裂比正常血压者早约20年。研究证明，无论是收缩压还是舒张压都能够强有力地预测冠心病的危险性。

55. 为什么说高血压与脑血管病密切相关？

高血压引起脑血管病的机制，主要是加速脑动脉硬化引起的。由于长期的高血压可损伤内皮细胞，导致小动脉管壁发生病变，管腔狭窄，内膜增厚，当脑血管管腔进一步狭窄或闭塞时，可使脑组织缺血缺氧而发生脑血栓形成。高血压还可引起小动脉壁透明样变，纤维素样坏死，进而形成微小动脉瘤。当血压骤升时，可使这种已经变硬脆弱的血管破裂而发生脑出血。

高血压是脑卒中最关键的危险因素。有研究显示，随着血压的升高，脑卒中的发病率显著增加。JNC7中亦指出，降低血压可使脑卒中发生率降低35%~40%，心肌梗塞发生率降低20%~25%，心衰发生率降低50%。可见，降压为卒中带来的益处超过对心肌梗塞的预防。因此，在脑卒中的预防中应把控制高血压放在首位。可以说，动脉粥样硬化是高血压通向脑血管病的桥梁。

因此，降压治疗对所有类型卒中的预防都是有效的。应重视动脉粥样硬化，若证实患者存在动脉硬化，应加强对其缺血性脑血管病的一级预防或二级预防。有效地控制血压，可明显地降低脑血管病的发病率，而降压药钙拮抗剂，有扩张脑血管、保护脑细胞、维持红细胞变形能力等作用，且具有良好的降压效果，可根据情况选用，常用药物有尼莫地平、尼群地平、尼卡地平等。

56. 为什么高血压是心血管病发病的危险因素？

血压长期维持在较高的水平，加重心脏负荷，加之其他体液

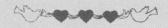

因素的共同作用，致使早期发生代偿性左心室肥厚。随着病情发展，心脏继续扩张，最后可能发生心力衰竭及严重心律失常。研究表明，有高血压病史的人发生心力衰竭的危险比没有高血压病史者高 6 倍。长期血压偏高可促进动脉粥样硬化的形成，尤其是冠状动脉硬化。高血压是冠心病发病的独立危险因素，还会导致心肌梗塞，严重高血压还可促使主动脉形成夹层并破裂。血压水平与冠心病发病呈现连续的、逐步升高的、密切的关联。收缩压在 120 ~ 139mmHg 的人，冠心病发病的相对危险比收缩压 <120mmHg 者增高 40%；收缩压在 140 ~ 159mmHg 的人，冠心病发病的相对危险比收缩压 <120mmHg 者增高 1.3 倍。

57. 高血压可导致哪些血管并发症？

持续的血压升高，可引起胸主动脉增宽、迂曲延长；主动脉夹层；下肢动脉硬化致下肢疼痛，间歇性跛行。

58. 高血压可导致哪些心脏并发症？

左室肥厚、心力衰竭、冠心病（包括心绞痛和心肌硬塞及心律失常）。

59. 高血压为什么损害脑？

长期的高血压导致脑血管意外，使小动脉硬化易于破裂出血或痉挛，导致脑血栓的形成。国内外大量研究已证明，高血压为脑卒中的主要危险因素。中国是脑卒中高发的国家，血压升高对脑卒中的作用强度约为西方人群的 1.5 倍。在控制了其他危险因素之后，收缩压每升高 10mmHg，脑卒中发病的相对危险增高 49%；舒张压每增加 5mmHg，脑卒中发病危险增高 46%。

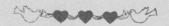

60. 高血压引发的脑血管事件主要有哪些?

高血压可致脑出血、脑梗塞、脑血栓、脑栓塞及短暂性脑缺血。

61. 高血压损害肾脏有哪些表现?

由于高血压致肾脏入球和出球小动脉痉挛、硬化、退变,导致肾脏缺血、缺氧,肾实质纤维化,高血压早期可无症状,以后可有蛋白尿,晚期多伴有进行性肾功能减退。

62. 高血压病人为什么要进行眼底检查?

人们常说:"眼睛是心灵的窗口",眼睛可以反映一个人的内心世界。但是,许多人却不知道医生们还可以通过眼睛了解和观察机体内部的一些情况,所以说,眼睛还是诊查疾病的"窗口"。事实也是如此,全身唯一能在活体上直接观察到的血管,就是通过眼底检查实现的。它不但能清楚地观察眼底视网膜动静脉的情况,还能了解到视神经及眼底的其他变化。因此说,眼底检查不仅是眼科疾病诊断的重要依据,而且还是判断高血压病情程度及了解预后的重要检查手段。那么,高血压对眼底造成哪些损害,能引起哪些变化?下面从两个方面作简要介绍:

一是眼底的变化:临床实践证明,高血压病早期,眼底检查大都是正常的。当高血压发展到一定程度时,视网膜动脉可出现痉挛性收缩,动脉管径狭窄,中心反射变窄。如血压长时间增高,视网膜动脉可发生硬化,动脉发生银线反应,动静脉出现交叉征;随着病情的发展,视网膜可出现出血、渗出、水肿,严重时出现视神经乳头水肿。时间长久,这些渗出物质就沉积于视网膜上,眼底出现放射状腊样小黄点,此时可引起病人的视觉障碍,如视物不清,视物变形或变小等。

二是眼底病变的临床意义:根据眼底的变化程度和大量临床资

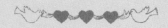

料验证，专家们通常把眼底病变分为4级：Ⅰ级为视网膜小动脉稍有狭窄和轻度硬化，其他均无异常；Ⅱ级视网膜动脉硬化明显，动脉出现"银线反应"，动静脉出现交叉征；Ⅲ级在Ⅱ级的基础上又增加了视网膜出血、渗出和水肿；Ⅳ级同时伴有视神经乳头水肿。从眼底的病变程度分级，足以反映高血压的进展程度。也就是说，眼底改变的级别越高，则高血压病的患病时间越长，病情越重，即眼底视网膜动脉的硬化程度同高血压病的患病时间成正比。尤其是当视网膜出血、渗出和视神经乳头水肿时，已提示体内的重要脏器如脑、心、肾等均有不同程度的损害。从这一点说明，眼底检查视网膜动脉损害程度，是高血压病诊断的有力依据。

63. 左心室肥厚程度与哪些因素有关？

左心室肥厚不仅与血压密切相关，而且与是否伴有心血管病的其他危险因素及危险因素的多少关系更为密切。

（1）与血压水平的关系：血压越高，左心室肥厚越明显。

（2）与高血压类型的关系：收缩压和舒张压均增高者易发生左心室肥厚。

（3）与血压的波动性的关系：持续血压升高患者，特别是夜间血压增高时，左心室肥厚严重。

（4）与高血压病程的关系：高血压病程越长，高血压左心室肥厚越严重。

64. 高血压有哪些危害？

高血压不仅是一个独立的疾病，同时它又作为心脑血管疾病的重要危险因素，导致心、脑、肾等重要器官的损害和相关疾病的发生。最常见的，如脑中风、高血压脑病、眼底出血、心绞痛、心肌梗塞、心力衰竭、主动脉夹层、外周动脉硬化或闭塞、肾功能衰竭和猝死。

65. 高血压病可引起精神障碍吗?

我国成人中高血压病患病率为 3%~10%，平均 7.8%。动脉压的持续升高，细小动脉痉挛和硬化导致脑供血不足或缺血，产生一过性或持续性的神经精神障碍。由于脑血管的功能性或器质性改变，使短暂的和持久的精神障碍交织在一起，增加了精神症状的复杂性，个体易感性心理社会因素也与精神障碍的发生有关。

高血压病的初期可没有任何自觉症状。部分患者出现类似神经衰弱的临床表现，由于过分关注自己的病情或对脑卒中发作的恐惧，而表现出焦虑不安、忧虑、疑病观念或死亡恐怖。当血压急剧增高出现高血压危象或者高血压脑病时，出现的意识障碍以朦胧状态、谵妄状态或精神错乱状态为多见，伴有恐怖性幻觉、片断的妄想，定向力不良，思维不连贯及精神运动兴奋、冲动、自伤、伤人等行为。某些患者不产生意识障碍，而表现为幻觉妄想状态，幻觉与妄想内容常相互联系，妄想缺乏系统性，虽然对症状缺乏批判能力，但与环境接触良好。精神症状的出现往往可使原有的高血压病加重，如果意识障碍持续存在或不断加重时，预后不良。

66. 恶性或急进型高血压有些什么表现?

患者发病较急骤、舒张压持续≥130mmHg、头疼、视力模糊、眼底出血、渗出、水肿、肾脏损害突出。预后差，常死于心、肾衰竭，脑卒中。

67. 什么是高血压危象?

往往因情绪波动、停服降血压药等，患者头痛、眩晕、心悸、视力模糊等，可伴有心绞痛、肺水肿或高血压脑病，血压急剧上升。

68. 什么是高血压脑病?

高血压脑病是由于过高的血压突破了脑血流自动调节,脑血流灌注过多引起脑水肿。

患者头痛、呕吐、意识障碍、抽搐、血压升高。

69. 为什么高血压患者要警惕胸痛?

高血压患者一旦出现胸痛,特别是剧烈胸痛,如绞痛、撕裂样痛,而且难以缓解的,一定要引起高度重视,可能有以下情况:心肌梗塞、主动脉夹层,这些疾病可能很快导致患者死亡,特别是主动脉夹层,不少患者一发病就在三两分钟内猝死,无法实施抢救。因此,出现胸痛后要立即就医,以免延误病情,导致严重后果。喀麦隆著名足球运动员威维安·福就因夹层动脉瘤破裂而猝死在比赛场。因此首先一定要注意控制好血压,同时,日常生活中如果有剧烈的胸痛,要到医院做全面的检查。通过心电图、心肌酶、CT、磁共振和彩超都可进行无创检查,一旦发现病情就应及时治疗。

70. 什么是难治性高血压?

难治性高血压是指使用了三种以上合适剂量降压药联合治疗,血压仍未能达到目标水平,称为难治性高血压或顽固性高血压。约占高血压患者的 10%。对顽固性高血压的处理,首先要寻找原因,然后针对具体原因进行治疗。难治性高血压常见的有以下原因:

(1) 血压测量错误。

(2) 降压治疗方案不合理:要重视联合治疗,除了几个指南推荐的二药联合治疗方案外,对某些老年顽固性高血压患者可采用三药,甚至四药、五药联合治疗。

(3) 同时服用的其他药物干扰了降压作用。

(4) 容量超负荷:如饮食钠摄入过多。

(5) 胰岛素抵抗：它是肥胖和糖尿病患者发生顽固性高血压的主要原因。

(6) 继发性高血压。

71. 哪些肾实质病变会导致高血压？

急、慢性肾小球肾炎，患者有发热、血尿、贫血、浮肿史，伴或不伴肾功能损伤。

72. 肾动脉狭窄是怎样发现的？

可为单侧或双侧、先天性或后天性的肾动脉狭窄。血压较高，药物治疗效果不好。上腹部或背部脊肋角处可闻及血管杂音。可经肾动脉造影或 CT 血管造影确诊。

73. 如何诊断嗜铬细胞瘤？

为肾上腺髓质或交感神经节等嗜铬细胞瘤。血压呈阵发性或持续性升高，血压升高时伴心动过速、头痛、出汗、面色苍白。检查血、尿中儿茶酚胺及其代谢产物及影像学检查可诊断。

74. 原发性醛固酮增多症有哪些特点？

为肾上腺皮质增生或肿瘤所致。长期高血压伴顽固的低血钾为特征，可有肌无力、周期性麻痹、烦渴、多尿等。检测血钾、尿钾、醛固酮水平增高及影像学检查可诊断。

75. 怎样诊断库欣综合征？

库欣综合征是肾上腺皮质肿瘤或增生分泌糖皮质激素过多所致。除高血压外，有向心性肥胖、满月脸、水牛背、毛发增多、血糖增高等特征。24 小时尿中 17– 羟及 17– 酮类固醇增多、影像学检查可以确诊。

76. 什么是主动脉狭窄?

多数为先天性,少数是多发性大动脉炎所致。表现为上肢血压升高,而下肢血压不高或下降,沿主动脉走行可闻及血管杂音,影像学检查和主动脉造影可确定诊断。

77. 怎样诊断甲亢所致的高血压?

甲状腺功能亢进症(简称甲亢)是指甲状腺腺体本身产生甲状腺激素过多而引起的甲状腺毒症。病变可以累及全身各系统。常见表现有:①多食易饥、怕热多汗、皮肤潮湿、体重显著下降以及疲乏无力等高代谢综合征。②多言好动、焦燥易怒、紧张焦虑、失眠不安、记忆力减退、手和眼睑震颤等神经系统症状。③心悸气短、心动过速、第一心音亢进、收缩压升高、脉压差增大等心血管系统症状以及一些其他系统症状。如患者血压增高同时有相应的临床表现,则可根据临床表现及实验室的甲状腺功能检测、甲状腺B超等检查明确诊断。

78. 继发性高血压的治疗是怎样的?

根据高血压形成的病因及原理不同,医学界把高血压分为原发性高血压(即高血压病)和继发性高血压(即症状性高血压)两大类。原发性高血压是常见病、多发病,约占所有高血压的94%以上,有自己特有的病因和发展规律,与继发性高血压有着本质的区别。在临床诊断中,必须除外各种疾病引起的继发性高血压,才能确诊为原发性高血压。继发性高血压比较少见,大约占高血压的5%以上,它是指由于某些疾病引起的高血压,高血压仅仅是这种疾病的症状之一。如果原发病能够治好,那么高血压症状也就自然消失。对于部分继发性高血压病因,如单侧肾脏病变、肾脏肿瘤、肾动脉狭窄、嗜铬细胞瘤、主动脉狭窄、脑瘤等疾病,可以进行手术治疗消除的,高血压也就随之改善。即使不能进行手术,也可以对症下药,获得最好的疗效。

79. 妊娠高血压是怎么回事?

妊娠高血压综合征是继发性高血压的一种，也有叫做"子痫前期—子痫综合征"的。通常于妊娠20周后发病，表现为体重增加过快，每周增加超过0.5kg，下肢、腹壁水肿，严重的出现腹水，逐渐出现高血压。

临床诊断标准为妊娠20周后血压超过130/90mmHg，或血压较以前升高超过30/15mmHg，并伴有蛋白尿及水肿。

妊高征最严重阶段就会发生子痫，患者会出现眼球固定、瞳孔放大、口角和肌肉震颤乃至肌肉强直等症状，患者甚至会进入昏迷。

80. 什么是轻度妊高征?

妊娠妇女出现血压轻度升高，可伴轻度蛋白尿和（或）水肿，此阶段可持续数日至数周，或逐渐发展，或迅速恶化。

(1) 高血压：孕妇在未孕前或20周前，血压（即基础血压）不高，而至妊娠20周后血压开始升高≥140/90mmHg，或收缩压超过原基础血压30mmHg，舒张压超过原基础血压150mmHg。

(2) 蛋白尿：蛋白尿的出现常略迟于血压升高，量微少，开始时可无。

(3) 水肿：最初可表现为体重的异常增加（隐性水肿），每周超过0.5kg。若体内积液过多，则导致临床可见的水肿。水肿多由踝部开始，渐延至小腿、大腿、外阴部、腹部，按之凹陷，称凹陷性水肿。踝部及小腿有明显凹陷性水肿，经休息后不消退者，以"+"表示；水肿延及大腿，以"++"表示；"+++"指水肿延及外阴和腹部；"++++"指全身水肿或伴腹水者。

81. 什么是中度妊高征?

血压超过轻度妊高征，但不超过160/110mmHg；尿蛋白（+）表明24小时内尿内蛋白量超过0.5g；无自觉症状。

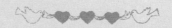

82. 什么是重度妊高征？

为病情进一步发展。血压可高达 160/110mmHg 或更高；24 小时尿内蛋白量达到或超过 5g；可有不同程度的水肿，并有一系列自觉症状出现。此阶段可分为先兆子痫和子痫。

83. 什么是先兆子痫？

妊高征患者在高血压及蛋白尿等的基础上，患者出现头痛、眼花、恶心、胃区疼痛及呕吐等症状。这些症状表示病情进一步恶化，特别是颅内病变进一步发展，预示行将发生抽搐，故称先兆子痫。

84. 什么是子痫？

在先兆子痫的基础上进而有抽搐发作，或伴昏迷，称为子痫。少数病例病情进展迅速，先兆子痫征象不明显而骤然发生抽搐。子痫典型发作过程为先表现眼球固定，瞳孔放大，瞬即头扭向一侧，牙关紧闭，继而口角及面部肌颤动，数秒钟后发展为全身及四肢肌强直，双手紧握，双臂屈曲，迅速发生强烈抽动。抽搐时呼吸暂停，面色青紫。持续 1 分钟左右抽搐强度减弱，全身肌松弛，随即深长吸气，发出鼾声而恢复呼吸。抽搐临发作前及抽搐期间，患者神志丧失。抽搐次数少及间隔长者，抽搐后短期即可苏醒；抽搐频繁持续时间较长者，往往陷入深昏迷。在抽搐过程中易发生种种创伤。如唇舌咬伤、摔伤甚至骨折，昏迷中呕吐可造成窒息或吸入性肺炎。

85. 子痫分为哪三种？

根据发生于妊娠不同的时间可以把子痫分为三种：产前子痫、产时子痫、产后子痫。产前子痫多发生于妊娠晚期或临产前；少数发生于分娩过程中的子痫称产时子痫；个别发生于产后 24 小时内的子痫，称为产后子痫。

86. 妊娠高血压综合征的危害大吗？

妊高征为常见的而又严重影响母婴安全的疾病。妊高征可能引起孕妇心脑肾的严重损伤，引起凝血功能障碍，导致血栓形成或出血，特别是重度妊高征，往往可发生胎盘早剥、胎儿宫内发育迟缓、胎儿窘迫等母儿并发症。妊高征的主要病变是全身小动脉痉挛，重症患者有血液浓度和血容量明显减少，因而子宫胎盘血流灌注减少，胎盘床存在着急性动脉粥样硬化改变；胎盘中不仅 DNA 及蛋白质减少，而且多数酶活性显著下降，特别是相关糖原的酵解酶活性降低，则葡萄糖利用率亦降低，使胎儿对氧和营养物质摄取受到严重影响，致胎儿生长发育障碍。在重度妊高征患者的胎盘储备功能也大为下降。特别是伴有胎儿宫内生长迟缓者，在有虚弱宫缩时，胎心可突然消失，即与胎盘储备功能降低有关。临床上所表现的早产、胎死宫内或死产以及胎盘早期剥离的发生都与妊高征的严重程度呈正相关。

提高产前检查及处理，则可使妊高征引起的孕产妇死亡率明显降低。我国 1984～1988 年在选点地区的 7485 例孕产妇死亡中，前 5 位主要死因为产科出血、心脏病、妊高征、羊水栓塞、产褥感染，占全部死因构成比的 77.4%。说明妊高征的防治是极为重要的。

87. 与妊高征发病有关的相关因素有哪些？

妊高征的发病原因，至今尚未阐明。但目前已发现了一些发病有关因素并有几种病因学说。介绍如下：

(1) 妊高征发病的有关因素

根据流行病学调查发现，妊高征发病可能与以下几种因素有关
①精神过分紧张或受刺激致使中枢神经系统功能紊乱时。
②寒冷季节或气温变化过大，特别是气压高时。
③年轻初孕妇或高龄初孕妇。

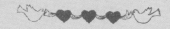

④有慢性高血压、肾炎、糖尿病等病史的孕妇。

⑤营养不良，如低蛋白血症者。

⑥体型矮胖即体重指数〔体重（kg）/ 身高(m²)〕>24。

⑦子宫张力过高，如羊水过多、双胎、糖尿病巨大儿及葡萄胎等。

⑧家庭中有高血压史，尤其是孕妇之母有妊高征史者。

（2）病因学说

①子宫—胎盘缺血学说：本学说最早由 Young（1918）提出，认为临床上本病易发生于初孕妇、多胎妊娠、羊水过多，系由于子宫张力增高，影响子宫的血液供应，造成子宫—胎盘缺血、缺氧所致。此外，全身血液循环不能适应子宫—胎盘需要的情况，如孕妇有严重贫血、慢性高血压、糖尿病等，亦易伴发本病。亦有学者认为子宫—胎盘缺血并非疾病的原因，而是血管痉挛的结果。

②神经内分泌学说：肾素—血管紧张素—前列腺素系统的平衡失调可能与本病的发生有一定关系。妊高征时，PGI_2 量明显下降，而 TXA_2 量增高，从而使血管收缩、血压升高并可能引起凝血功能障碍。有资料表明，PGI_2 的减少先于妊高征临床症状的发生，提示 PGI_2 的减少可能参予妊高征的发生。

③免疫学说：妊娠被认为是成功的自然同种异体移植。正常妊娠的维持，有赖于胎母间免疫平衡的建立与稳定，与移植免疫的观点很相似。从妊高征的免疫学研究发现，母体血浆的 IgG、补体价均低下，而夫妻间组织相容性抗原（HLA）不相容增高。这种 HLA 不相容可能与妊高征的发生有一定关系。有资料表明，妊高征患者 HLA 抗体的检出率明显高于正常妊娠。但不是每一例妊高征患者都能检出此关系。因此，本病与免疫的关系仍未完全明确。

④慢性弥漫性血管内凝血（DIC）学说：妊高征时，特别是重症患者有出血倾向，有各种凝血因子不同程度的减少及纤维蛋白原降解产物（fibrinogen degradation products,FDP）明显增高，肾的病理检

查发现肾小球血管内皮细胞及基底膜有前纤维蛋白沉着以及胎盘梗塞等慢性 DIC 所致的改变。但 DIC 是本病病因还是结果，尚难判明。

⑤其他：近年对妊高征病因的研究又有新进展，如内皮素、钙、心钠素以及微量元素等，其中以血浆内皮素及缺钙与妊高征 的关系较为瞩目。

88. 怎样预防妊娠高血压综合征?

怀孕妇女中，约有 6% 的人会患上妊娠高血压综合征，但这种病是可以预防的。

具体的做法有：

（1）在饮食方面，应低盐饮食，摄取多量蛋白质、足够的维生素和矿物质，必要时限制水分。

（2）在生活方面应定时作息，充分睡眠，午间有短暂的午睡，不要过度疲劳。

（3）在怀孕后期，每周体重增加不得超过 0.5kg，应防止发生便秘，注意每日尿量有无减少现象。

（4）假如有头昏、头痛、胃部疼痛、视力模糊、腿部水 肿、异常排尿现象等异常情况，赶快找医师诊疗。

89. 妊娠期发现有妊娠高血压综合征怎么办?

妊娠高血压综合征，简称妊高征，是怀孕 5 个月后出现高血压、浮肿、蛋白尿等一系列症状的综合征，严重时会出现抽搐、昏迷甚至死亡，医学上称为"子痫"。它严重地威胁着母胎生命安全。由于发病原因尚不清楚，因此难以完全避免。不过，如果你已证实患了妊娠高血压综合征，也不必担心，只要定期做产前检查，及早治疗，好好休息，病情多半可以得到控制并好转。

（1）在妊娠早期进行定期检查，主要是测血压、查尿蛋白和测体重。

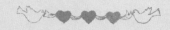

（2）注意休息和营养：心情要舒畅，精神要放松，争取每天卧床 10 小时以上，并以侧卧位为佳，以增进血液循环，改善肾脏供血条件。饮食不要过咸，保证蛋白质和维生素的摄入。

（3）及时纠正异常情况：如发现贫血，要及时补充铁质；若发现下肢浮肿，要增加卧床时间，把脚抬高休息；血压偏高时要按时服药。症状严重时要考虑终止妊娠。

（4）注意既往史：曾患有肾炎、高血压等疾病以及上次怀孕有过妊娠高血压综合征的孕妇要在医生指导下进行重点监护。

90. 为什么高血压患者需要治疗？

有人明知自己血压高但因没什么症状就不治疗，或只在不舒适时吃几天药，症状消失就不愿再吃了。有时医生也对病人说：血压下降后就停药。其实这种说法不对。

高血压为什么需要治疗呢？简单地说，就是为了防止长期血压高对心、脑、肾等重要器官造成的损害。高血压病可引起各种并发症，是导致中、老年人死亡的主要原因之一。了解这一点就会知道，治疗应该是长期的。多年的临床实践证明，只要及时和恰如其分地进行治疗，高血压病的各种并发症是能够预防的。

91. 为什么说高血压病的治疗需要终身治疗？

原发性高血压目前尚无根治方法，对它的治疗是一个长期过程，对于非药物治疗未将血压降至 140/90mmHg 以下，就需要进行终身药物治疗。高血压的治疗必须选用有效的降压药物，千万不能相信商业上的广告宣传，国际上从来没有一位医生敢称高血压的治疗可以"告别药物"，一定要识别"伪科学"，尊重客观规律，采取有效治疗。

 92. 降压治疗的目的是什么？

治疗的目的是减少心脑血管病的发生率及死亡率。

 93. 降压治疗原则是什么？

（1）改善生活行为。

（2）确定药物降压治疗对象为：2级以上高血压患者；
1级高血压患者，在改善生活行为后血压仍不能达控制目标者。

 94. 血压控制目标是什么？

（1）一般目标值为血压 < 140/90mmHg。

（2）合并糖尿病者血压目标值 < 130/80mmHg。

（3）合并肾病者，尿蛋白 < 1g/24h，血压目标值 < 130/80mmHg；
尿蛋白 > 1g/24h，血压目标值 < 125/75mmHg。

（4）老年收缩期高血压：收缩压 140 ~ 150mmHg，舒张
压不低于 65 ~ 70mmHg。

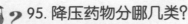 **95. 降压药物分哪几类？**

目前常用降压药物可分为：利尿剂、β－受体阻滞剂、钙通
道阻滞剂（CCB）、血管紧张素转换酶抑制剂（ACEI）、血管紧张素
II受体阻滞剂（ARB）、α受体阻滞剂（派唑嗪）、中枢交感神经抑
制剂（可乐定）、周围交感神经抑制剂（利血平）及直接血
管扩张剂（肼屈嗪）。

96. 利尿剂有什么特点？

常用的噻嗪类、吲达帕胺类利尿剂：可通过排钠、减少血容
量、降低血管外周阻力而降压。它可作为基础用药，副作用包括引
起低血钾、代谢紊乱等。

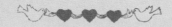

适用于：轻、中度高血压，盐敏感性高血压，合并肥胖或糖尿病，更年期妇女，老年人。

97. β－受体阻滞剂的降压特点？

有选择性（β₁）、非选择性（β₁与β₂）和兼有α受体阻滞3类。常用的有美托洛尔、阿替洛尔、比索洛尔、卡维洛尔。降压作用可能通过抑制中枢和周围的肾素—血管紧张素—醛固酮系统，以及血流动力学自动调节机制。可使心排血量降低，抑制肾素释放。特别适用于心率较快、合并心绞痛者。主要副作用是：心动过缓、加重心衰、加重气道阻力等。

98. 钙通道阻滞剂（CCB）的降压特点？

最常使用，包括二氢吡啶类及非二氢吡啶类，分长效和短效制剂。主要是通过阻滞细胞外 Ca^{2+} 进入血管平滑肌细胞，降低血管阻力。副作用有心率增快、面部潮红、头疼、下肢水肿，对心力衰竭者慎用。代表药有氨氯地平、硝苯地平控释片、拉西地平、尼群地平。

99. 血管紧张素转换酶抑制剂（ACEI）有何降压特点？

血管紧张素转换酶抑制剂（ACEI）在高血压的治疗中起到了非常重要的作用，它能够抑制血管紧张素转换酶的催化作用，使血管紧张素Ⅱ的水平下降，作用减低或消失；同时抑制缓激肽酶，使缓激肽水平增高，使周围的小动脉扩张，从而使血压下降，保护心脏、大脑、肾脏等大器官。不良反应：刺激性干咳、血管性水肿、中重度肾功能不全。代表药有培哚普利、雷米普利、赖诺谱利、依那普利、卡托普利等。

100. 血管紧张素 Ⅱ 受体阻滞剂（ARB）的降压特点?

血管紧张予 Ⅱ 受体阻滞剂的作用机制: 阻断血管紧张素 Ⅱ 受体 AT1，有效阻断紧张素 Ⅱ 的水钠潴留、血管收缩和组织重构作用。作用特点与 ACEI 相似，避免了 ACEI 的不良反应。常用的药有氯沙坦、缬沙坦、伊贝沙坦、替米沙坦、坎地沙坦。

101. 为什么提倡用长效制剂?

因为使用长效制剂，每日只需服 1 次疗效就可维持 24 小时降压效果，服用方便，提高患者的依从性; 减小血压波动; 提高血压控制率; 更好地保护靶器官，减少心血管事件。

102. 目前推荐的联合降压治疗方案有哪些?

对于中高度高血压一般需要两种或两种以上降压药物联合治疗。目前推荐以下 6 种有效的联合降压治疗方案:

(1) 利尿剂和 β 受体阻滞剂。

(2) 利尿剂和 ACEI 或 ARB。

(3) 二氢吡啶类 CCB 和 β 受体阻滞剂。

(4) CCB 和 ACEI 或 ARB。

(5) CCB 和利尿剂。

(6) β 受体阻滞剂和 α 阻滞剂，对交感神经的阻断更强。

103. 目前不推荐的联合降压治疗方案有哪些?

两种降压药物可能会相互削弱降压疗效或增加副作用，则不宜联合使用。如:

(1) CCB 和利尿剂: 利尿剂使用后的低钠环境可能会降低 CCB 的降压疗效，因为 CCB 一般在高钠环境中能发挥最大降压作用。但是有的使用 CCB 后发生踝部水肿，合用少量利尿剂可以减轻这一副

作用。

（2）ACEI 和保钾利尿剂均可使血钾升高，因而不宜联合使用。

（3）非二氢吡啶类 CCB 和 β 受体阻滞剂均有心脏抑制作用，也不宜联合使用。

（4）ACEI 和 ARB 目前不主张联合应用。但也有资料证明长期使用 ACEI 后，其疗效逐渐减低，这可能是由于人体通过旁路也可以合成血管紧张素 II 的缘故。合用 ARB 可能更有效地阻断 RAAS 系统，同类的不同种药物不主张联合应用，因为两种同类药物同时使用可增加副使用。

104. 什么是高血压治疗中的"个体化"治疗？

另外，随着对高血压发生发展的合理生理机制的深入研究，针对降压药的药效率和药理学特点所确立的"个体化"治疗观念占据了优势。

（1）年轻高血压患者选用 β 受体阻滞剂。

（2）高血压按血浆肾素水平分型，高肾素型者选用 ACEI。

（3）低肾素型、盐敏感者、有水钠潴留者，优先使用利尿剂。

（4）CCB 或利尿剂可能对老年高血压有效。

（5）ACEI 或 β 受体阻滞剂可能对年轻人降压效果较好。

（6）合并心衰：ACEI、利尿剂。

（7）合并心肌梗塞：β 受体阻滞剂（无内源性拟交感活性）、ACEI。

（8）合并心绞痛：β 受体阻滞剂、CCB。

（9）老年性纯收缩期高血压：利尿剂、长效 CCB（二氢吡啶类）。

（10）合并房性心动过速或房颤：β 受体阻滞剂、非二氢吡啶类 CCB。

(11) 合并糖尿病：ACEI、CCB。

(12) 合并脂质代谢障碍：α 受体阻滞剂。

(13) 合并甲亢：β 受体阻滞剂。

(14) 合并前列腺肥大：α 受体阻滞剂。

105. 什么是常见的高血压降压药物的相对和绝对禁忌证？

(1) 利尿剂：慎用于糖尿病（大剂量）、痛风、脂质代谢紊乱（大剂量）、肾病（保钾利尿剂）。

(2) β 受体阻滞剂：慎用于抑郁症、糖尿病、脂质代谢紊乱（大剂量）、外周血管瘤，禁用于支气管痉挛性疾病、Ⅱ度或Ⅲ度房室传导阻滞、急性左心衰。

(3) CCE：非二氢吡啶类药物禁用于Ⅱ度房室传导阻滞、Ⅲ度房室传导阻滞，慎用于心力衰竭（氨氯地平和非洛地平除外）。

(4) ACEI 和 ARB：禁用于妊娠及双侧肾动脉狭窄、肾病 Cr > 3.5ug/dL。慎用于单侧肾动脉狭窄，由 Cr1.3 ~ 3.5ug/dL。

(5) α 受体阻滞剂：注意体位性低血压。

(6) 中枢性降压药物：禁用于抑郁症。甲基多巴禁用于肝脏疾病患者。

106. 哪些降压药物对血脂代谢无副作用？

对血清脂质代谢有良好作用或无不良作用的抗高血压药物主要有以下一些：

(1) 血管紧张素转换酶抑制剂：如卡托普利、依那普利、培跌普利、苯那普利等，对血清脂质代谢无不良影响。

(2) 有内源性拟交感活性的 β - 受体阻滞剂：如吲哚心安、醋丁酰心安、柳苄心安等，能降低血清总胆固醇水平和 LDL- 胆固醇水平。

(3) 钙离子拮抗剂：如硝苯地平控释片、氨氯地平、非洛地平、

维拉帕米、地尔硫卓等，长期应用会升高血清 HDL- 胆固醇水平、降低血清甘油三酯水平。

（4）α – 受体阻滞剂：如哌唑嗪对血脂代谢有轻微的有利作用，可以降低血清总胆固醇水平和 LDL- 胆固醇水平。

（5）中枢交感神经阻滞剂：如可乐宁对血清脂质代谢无不良影响。

（6）具有血管扩张作用的利尿剂：如吲哒帕胺，对血清脂质代谢无不良影响。

107. 肝阳上亢型高血压病人应如何进行中药治疗？

病人多为素体阳盛或肝肾阴亏、不能养肝而致肝阳上亢，也有因长期忧郁恼怒，气郁化火，风阳升动，上扰清空而发病的。主要有眩晕头痛、面色红赤、急躁易怒、失眠多梦、口苦口干、舌红苔黄、脉弦等症。治宜平肝潜阳、清火熄风。可用天麻钩藤饮加减（天麻 9g，钩藤 30g，黄芩 9g，生石决明 30g，牛膝 12g，杜仲 15g，寄生 20g，山栀 9g，茺蔚子 6g，夏枯草 9g，珍珠母 30g 水煮服。若口干舌燥者加麦冬 12g，元参 12g。也可口服中成药脑立清或龙胆泻肝丸，每次 6g，每日 2～3 次。

108. 阴虚阳亢型高血压病人如何进行中药治疗？

病人多由肝肾阴虚、烦劳过度所致。主要表现为眩晕头痛、腰腿酸软、口咽干燥、心悸失眠、烦躁易怒、耳鸣健忘、舌红、苔薄黄、脉弦细数。治宜滋阴潜阳。用杞菊地黄丸加减（生熟地各 18g，枸杞子 12g，菊花 12g，山萸肉 9g，山药 15g，丹皮 9g，龟板 15g，牡蛎 30g，丹参 15g），水煮服。若眩晕头痛重者加石决明 24g，蔓荆子 12g；失眠心悸者加炒枣仁 30g，夜交藤 30g；便秘者加何首乌 30g，火麻仁 30g；肢体麻木者加稀签草 15g，赤芍 9g；手颤者加地龙 9g，全蝎 9g。也可用中成药杞菊地黄丸，每次口服 9g，每日 2～3 次。

109. 阴阳两虚型高血压病人如何进行中药治疗？

病人多为久病未愈，阴损及阳所致。主要表现有眩晕头痛、心悸失眠、腰酸腿软、遗精耳鸣、舌淡或红、苔白、脉弦细等。总的治法宜育阴助阳。可用二仙汤加减（仙茅 12g，仙灵脾 12g，当归 9g，知母 9g，黄柏 9g，巴戟天 12g）。水煮服。若偏于阴虚，见有手足心热、口干咽燥、舌红少苔、脉弦细数等的可加龟板 15g，旱莲草 9g，女贞子 9g。偏于阳虚，见有四肢不温、乏力、便溏、尿清长、舌淡、脉沉细等的可加鹿角胶 9g，附子 9g，杜仲 15g。也可口服金匮肾气丸，每次 1 九。每日 2～3 次。

110. 痰浊中阻型高血压病人如何进行中药治疗？

多由于患者食肥甘、劳倦太过，脾胃功能受损而致。主要有眩晕头痛、头重如蒙、胸闷恶心、少食多寐、舌苔白腻、脉滑等。治宜化痰祛湿。方用半夏白术天麻汤加减（半夏 9g，白术 12g，天麻 9g，黄芩 10g，陈皮 9g，泽泻 20g，车前子 15g，钩藤 15g，砂仁 6g，石菖蒲 9g）。水煎服。头痛明显者加蔓荆子 9g，食少加炒谷麦芽各 30g，胸闷加瓜蒌 10g。薤白 9g。

根据病情也可选用以下单方验方及中成药：①草决明 250g，分成 30 份，每日 1 份，泡水当茶饮。②鲜车前草 90g，捣汁开水冲服。③带根芹菜，洗净拧汁，每服 3～4 匙，连续服用 7 天，具有降脂、降压作用。④夏枯草 60g，杜仲 15g，水煎服。⑤芹菜根、大枣各 15 个，捣烂连渣及汁，加水煎至 200ml，每次服 100ml，每天两次，可降脂、降压。⑥牛黄降压丸 1 粒，每日 2～3 次，口服。⑦脑立清 6g，每日 3 次，口服。

总之，高血压病的中医治疗应掌握未病先防，得病早治，辨证用药的原则。对已患病时间较长的病人来说，也应正确对待，树立信心，使疾病向好的方面转化。

111. 什么是 24 小时动态血压?

动态血压是近 10 多年兴起的诊断技术，使用动态血压记录仪测定 1 个人昼夜 24 小时内，每间隔一定时间内的血压值称为动态血压。动态血压包括收缩压、舒张压、平均动脉压、心率以及它们的最高值和最低值，≥160/95mmHg 和 140/90mmHg 百分数等项目。1995 年国内协作研究根据调查数据建议：动态血压参考值上限是 24 小时均值 < 130/80mmHg。白昼均值 < 135/85mmHg；夜间均值 < 125/75mmHg 作为动态血压正常上限参考值。

112. 24 小时动态血压计有哪几种?

动态血压记录仪分袖带式和指套式两类。

（1）袖带式动态血压记录仪：由换能器、微型记录盒、回收系统组成。可定时给袖带充气，测量肱动脉血压，并自动存储数据，一天最多可存储 200 多个血压值，然后在全机回收系统分析打印出血压值。这类仪器的主要缺点是袖带频繁地充气和放气，晚间影响病人休息。此外，肢体活动可能干扰测量，使测量结果不准。

（2）指套式动态血压记录仪：有的在指套上安装一个压力传感器，测量左手指的动脉血压。用这种血压计测量时，虽然不影响休息，也可以在立位时测量血压，但是手指活动较多，可能会使血压有较多误差。另一种指套式动态血压仪是测量脉搏传导时间，输入电脑计算出收缩压、舒张压和平均压，它不受体位和肢体活动的影响，测量时病人无感觉，因此也不影响病人休息，每天可测量2000 次以上，所以，这种血压计测得的一系列血压，可以真正反映病人日常活动时的血压变化情况。

113. 什么是杓形或非杓形血压?

是利用 24 小时动态血压来观察昼夜血压变化，除有助于诊断外还可对高血压的类型作判断，约 80% 高血压病人的动态血压曲

线呈杓形，即血压昼高夜低，夜间血压比昼间血压低 10%~20%。小部分病人血压昼夜均高，血压曲线呈非杓形变化，此种高血压类型可能对靶器官影响更大。在判断降压药物的作用与疗效时动态血压较随测血压可提供更全面的信息。

114. 动态血压与偶测血压相比有哪些优点？

（1）去除了偶测血压的偶然性，避免了情绪、运动、进食、吸烟、饮酒等因素影响血压，较为客观真实地反映血压情况。

（2）动态血压可获知更多的血压数据，能实际反映血压在全天内的变化规律。

（3）对早期无症状的轻高血压或临界高血压患者，提高了检出率并可得到及时治疗。

（4）动态血压可指导药物治疗：在许多情况下可用来测定药物治疗效果，帮助选择药物，调整剂量与给药时间。

（5）判断高血压病人有无靶器官（易受高血压损害的器官）损害：有心肌肥厚、眼底动态血管病变或肾功能改变的高血压病人，其日夜之间的差值较小。

（6）预测 1 天内心脑血管疾病突然发作的时间：在凌晨血压突然升高时，最易发生心脑血管疾病。

（7）动态血压对判断预后有重要意义：与常规血压相比，24 小时血压高者其病死率及第 1 次心血管病发病率，均高于 24 小时血压偏低者。特别是 50 岁以下，舒张压 < 105mmHg，而以往无心血管病发作者，测量动态血压更有意义，可指导用药，预测心血管病发作。

115. 什么是盐敏感性高血压？

盐敏感性高血压可定义为相对高盐摄入所引起的血压升高。

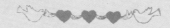

116. 盐敏感者在人群怎样分布？

文献资料表明，盐敏感者在血压正常人群中的检出率为15%～42%；在高血压人群为28%～74%。不同种族和人群盐敏感性个体的检出率不同，而且，血压的盐敏感性随年龄增长而增加，特别是高血压病患者。

117. 盐敏感者的病理生理有哪些特征？

盐敏感者表现有一系列涉及血压调节的内分泌及生化代谢异常，故有人把盐敏感性称为高血压的中间遗传表现型。盐敏感者循环血中的肾素活性一般比较低，但所谓非调节型（non-modulating）盐敏感者血浆肾素水平正常或升高。盐敏感者有钠及钙的代谢异常、血循环利钠激素水平的代偿性增高、交感神经系统的调节缺陷、胰岛素抵抗增加、血管内皮功能的失调及肾的潴钠倾向等。

（1）红细胞内钠含量增加。

（2）盐负荷后尿排钠反应延迟。

（3）细胞膜钠/锂反转运速率增速、钠泵活性降低。

（4）盐敏感者的应激血压反应增强，交感神经活性增加，盐敏感者于高盐或盐负荷时往往有交感神经活性增强表现，如血浆去甲肾上腺素水平升高，血压的昼夜节律发生改变，夜间血压谷变浅，心率变异性中的夜间低频成分增多等。

（5）盐敏感性与胰岛素抵抗。

（6）内皮功能受损表现。

118. 盐敏感性高血压有哪些临床特点？

（1）盐负荷后血压明显升高。

（2）血压的昼夜差值缩小、夜间谷变浅。

（3）血压的应激反应增强。

（4）肾脏靶器官损害出现早：尿微白蛋白排泄量增加、肾脏的锂清除率降低。

（5）有胰岛素抵抗表现。

（6）左心室重量增加：盐敏感性高血压患者左心室重量增加主要表现为室间隔和左心室后壁增厚，其原因与盐敏感者肾素—血管紧张素系统对饮食的摄入反应迟钝，致使血浆醛固酮水平相对升高、血浆儿茶酚胺升高（特别于盐负荷后）、钠的转运异常，以及盐敏感者血压的昼夜节律改变、夜间谷变浅等有关。

119. 盐敏感性高血压如何治疗？

补钾、补钙在盐敏感性高血压预防中的作用：血压与尿钾排泄量及尿钾/钠比值呈相反关系。钾盐摄入不足使血压升高，而增加钾的摄入则会使血压降低，尽管结果在不同人群及种族之间不完全一致。钠和钾的相互拮抗主要表现在肾脏排泄的交互作用。钠负荷会造成尿钙和尿钾的排泄增多，产生条件性的钾和钙的缺乏。增加钾的摄入通过促进钠的排泄、抑制容量扩展，可以阻止盐介导的血压升高。

120. 盐敏感性高血压分几型？

高血压如按对盐负荷或限盐的血压反应可分为盐敏感性、盐不敏感性及中间型三种类型。

盐敏感性又分为调节型及非调节型。

121. 调节型盐敏感性高血压如何治疗？

增加盐的摄入或盐负荷使血压升高，而限盐及缩容使血压降低；血浆肾素活性低且对盐的负荷反应迟钝；血清游离钙水平多偏低。减少钠摄入和增加钙的摄入有助于降低血压，利尿剂和钙拮抗剂是治疗这型高血压的首选药物。所有钙拮抗剂不论急性服用或长期应用，皆使肾血流量（RBF）和肾小球滤过率（GFR）升高，肾血

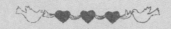

管阻力降低，产生利钠、利尿作用,但不同类型钙拮抗剂的效应不一，而以二氢吡叮类的效果最显著。

122. 非调节型盐敏感性高血压如何治疗？

非调节型盐敏感性高血压是与低肾素型高血压相反的一种高血压类型，肾上腺素对限钠的反应减弱。钠的摄入在这类高血压病患者既不调节肾上腺，也不调节肾血管对血管紧张素Ⅱ的反应。其所以称为非调节者（nonmodulator）是由于缺乏钠介导的靶组织对血管紧张素Ⅱ的反应。这类高血压血浆肾素水平增高或正常，有遗传性肾排钠缺陷。临床上根据血浆肾素活性和对输注血管紧张素Ⅱ后调节醛固酮及肾血管反应的能力确定调节型或非调节型。调节型与非调节型二者的肾血流量在低盐摄入时没有差别；在高盐情况下，调节型患者的 RBF 平均增加 25%左右，而非调节型患者没有改变，GFR 二者相同。服用转换酶抑制剂可以纠正这类高血压病患者的异常改变。

123. 盐不敏感性高血压如何治疗？

盐不敏感性高血压属于钠容量非依赖性高血压，血浆肾素活性正常或升高。利尿剂对这型高血压往往无效。

总之，饮食盐的摄入在维持人类健康，特别有关它的心血管病理性危害作用方面的研究，无疑还将继续下去。深入了解这个问题的复杂性和已取得的认识,必将有利于拓宽我们的研究思路和视野，探索适合于中国国情的高血压预防和治疗措施。

124. 什么是药物性高血压？

所谓药物性高血压是指医生用药不当引起患者血压升高，超过正常值而导致的高血压，又称医源性高血压。

这类高血压临床上并不多见，但应注意。我们了解它有助于和

原发性高血压及其他各种原因引起的继发性高血压相鉴别，以避免使用这些药物，预防药物性高血压发生。目前药物性高血压产生的确切机制尚不十分清楚，也无系统分类，现根据常用药物种类分述于下。

（1）口服避孕药：口服避孕药是育龄妇女最基本的避孕措施，但部分妇女在服用避孕药后有升高血压的潜在危险，其发生率在18%以下，停药后血压可逐渐恢复正常。目前认为避孕药所致的血压升高与雌激素含量过高有关。因为雌激素可增加肾素分泌，引起血浆中血管紧张素Ⅱ浓度升高，而血管紧张素Ⅱ可使血管收缩，促进钠进入细胞内，并可使醛固酮分泌增加，钠水潴留，引起血压升高。对此类高血压的治疗，主要是停服避孕药，改用其他避孕措施。

（2）单胺氧化酶抑制剂：这类药物包括各种肼类抗抑郁药、优降宁及痢特灵等，它主要是拮抗单胺氧化酶及其他酶类，不利于细胞内外的儿茶酚胺灭活，即阻碍肾上腺素和去甲肾上腺素的失活，而使血管收缩作用增强。临床主要表现有心慌、全身血管搏动、剧烈的头痛、面色潮红、出汗、血压升高，约1/3患者颈项强直、恶心呕吐。有的表现为危象，如极度衰竭、血压明显升高、半身不遂、昏迷甚至死亡。大部分危象消失后并不伴有明显后遗症。治疗的关键在于预防，即不用这类药物，尤其是优降宁，如果发生严重升压反应，则应反复注射酚妥拉明 5～10mg，直至严重不良反应消失。

（3）其他药物：主要包括四类，第一类为具有糖皮质激素作用的药物，如糖皮质激素、甘草等，引起血压升高的机制可能与糖皮质激素易产生钠水潴留有关；第二类为非类固醇类抗炎药物，如消炎痛等，因能使体内的前列腺素生成减少，于是血压升高；第三类为损害内脏的药物所致的高血压，如非那西汀；第四类为直接引起血管收缩的药物，如麦角胺、毒扁豆碱及有关碱类。

上述药物所致的高血压，临床虽不多见，但高血压患者应慎用这些药物。在降压治疗疗效不佳时，也应排除上述药物可能产生的不良影响。

125. 高血压患者为何易出事?

由于血管长期承受的压力较大，使血管处于痉挛状态，以致血管弹性下降、脆性增加，如果此时由于某种原因促成血压骤然增高，就易造成脑血管破裂而发生脑溢血，这对高血压患者来说，无疑是最致命的打击。因此，高血压患者应尽量避免血压骤升，尤其在下列情况下，更应小心谨慎。

(1) 情绪激动时。

(2) 屏气排便时：此时要防止便秘对高血压患者的危害，老年人应多吃蔬菜、粗粮、多饮水，每天定时排便，并经常按摩腹部。高龄患者最好坐位排便。

(3) 气温骤变时：医学研究表明，每当寒潮过境之时，便是脑溢血多发之日。因此，冬春季节，高血压患者尤应做好避寒保暖工作。

(4) 烟酒过量时：过量烟酒是导致中风的重要原因。烟酒可直接刺激人体的中枢神经使心率加快、血压升高。

(5) 使用某些药物时：施行外伤缝合、拔牙时所用的麻醉药可使血压升高；关节炎患者服用的消炎痛也可使血压明显上升，很可能诱发高血压危象。因此，高血压患者因其他疾病就医时，应向医生说明病情，防止用药导致血压骤升。

(6) 突然停用降压药时：高血压患者停药应在医生指导下逐渐减量，以防"功亏一篑"。

(7) 性生活时由于情绪高涨、心跳加快，血压也会有明显的升高。故当收缩压超过170mmHg时，应尽量避免性生活。

126. 老年高血压的表现特点如何?

老年高血压系指年龄大于65岁，血压值持续或非同日3次以上超过标准血压诊断标准，即收缩压≥160mmHg和（或）舒张压≥95mmHg者。近年来，对老年高血压的研究有了较大进展，认

为它主要有以下特点：

（1）收缩压与舒张压相差较大：老年人各器官都呈退行性变化，尤其是心血管系统，动脉硬化明显，几乎成了无弹性的管道。心脏射血时主动脉不能完全膨胀，动脉内骤增的血容量得不到缓冲，导致收缩期血压增高，而舒张压相对较低，导致脉压差增大。

（2）血压波动大：活动时增高，安静时较低；冬季偏高，夏季偏低，而且血压越高，其季节性波动越明显。在 24 小时以内，以及在一个较长时期都有较大波动，容易发生体位性低血压。这与老年人的压力感受器官调节血压的敏感性减退有关。

（3）并发症与合并症多：老年人由于生理机能减退，患高血压后容易引起心、脑、肾的合并症，如心绞痛、心肌梗塞、脑卒中、肾功能不全等，此时需特别注意，不要用会使患有的疾病加重的药物。

（4）恶性高血压罕见：老年人的高血压以良性高血压居多，恶性高血压极少。表现为起病缓慢、进展慢、症状多不典型或无明显自觉症状，常在体检中或并发脑血管病时才被发现。

老年高血压患病率很高，约占 50%，其中多数为单纯收缩期高血压。

 127. 老年高血压常见原因有哪些？

（1）老年人喜食含钠高的食品，因为老年人味觉功能减退。

（2）老年人腹部脂肪堆积和向心性肥胖容易发生高血压。

（3）老年人存在胰岛素抵抗和继发性高胰岛素血症。

（4）老年人的交感神经活动性高，血中肾上腺素水平较高，但不易排出。

（5）老年人血管弹性降低，血管内膜增厚，常伴有动脉粥样硬化，此为老年人收缩期高血压的主要原因。

（6）老年人肾脏排钠能力降低。

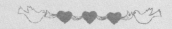

128. 高血压病人为什么要坚持定期随访检查?

高血压的治疗是一个长期的过程，由于病人的血压受很多因素的影响，所以用降压药后，还可能出现血压不稳，不能保持目标血压的情况。所以对高血压病人应定期随访检查。在随访中，医生可以了解病人目前的血压水平、药物有无副作用、是否有并发症发生等情况，根据这些情况给予病人指导并调整药物，使病人保持其目标血压。

高血压病人的随访频率要根据高血压的严重程度、使用的降压药物、是否存在并发症等，由医生决定时间间隔。但如果病人自觉不适，应该及时去看病。当高血压病人的血压稳定后，可以3~6个月随访1次。

129. 高血压患者血压为何忽高忽低?

有些高血压患者虽然选用了很好的降压药，但是血压一直忽高忽低，这是怎么回事? 您应该注意下面几点:

（1）情绪方面: 高血压病程长，使很多患者备受疾病的折磨，特别容易产生多疑、苦闷、情绪差、爱发脾气或对什么都没兴趣，这会使血压波动，很难控制。

（2）对疾病的了解程度: 很多高血压患者对自己的疾病都有一定的了解，害怕、担心自己突发心脑血管意外，致使其常监测血压，并对数值非常敏感，自行随血压数值增加或减少用药，致血压忽高忽低。

（3）您是否忽视血糖、血脂等危险因素的治疗。高血压与血脂、糖尿病互相影响、互为因果。

（4）您是否有口服干扰降血压作用的药物。例如，服卡托普利、洛汀新最好不和消炎痛、布洛芬等并用。

（5）饮食习惯也能影响血压: 低脂膳食，保持一定量的钾、钙摄入以及低盐饮食，多食蔬菜和水果。含钾多的食物，可降低老年

人心血管系统对钠盐的敏感性，降低血压。

总之"自我调节、自我维持、自我改善"是保持血压平稳的有效手段。

130. 为什么不应经常更换降压药？

用了1种降压药，疗效满意，没有不良反应，就不应该调换。只有在用了该药后，疗效不佳或出现不良反应，医生才会给你换药。如果是降压疗效不够，血压未降到正常，但是没有不良反应，可能是剂量不足，就适当增加剂量。如果剂量已达足量，不能再增加，就要加另一种降压药，两种药合用。如果有不良反应，且无法耐受，那就必须停用，改用其他类降压药。

调换降压药还有1个缺点，就是原来病人服用1种降压药，是经过几次门诊，医生已摸索出的合适剂量，取得很好疗效，如果经常更换，那就要经常摸索剂量，不断调整。是否您对任何一种降压药都能取得同样的良好疗效，而又没有不良反应，也只能在实践中来显示，无法预测。这种不断调换，不断摸索剂量，无意义，不好。

另外，每个人对药物的适应性不同，对别人效果好的药不一定对您合适。

所以，降压药物不宜频繁更换。

131. 高血压患者怎样规律服药？

高血压危害很大，但不按时服药而导致的血压波动对身体的危害更大。高血压患者的血管一般都有不同程度的硬化，相对比较脆弱。如果不按时服药，药效一过，血压就会急剧升高，对本已经缺乏弹性的血管产生强大的冲击，就好比堤岸虽可以承受海浪的冲击，却会被海啸轻易摧毁。高血压病人发生中风出血的原因就在于此。

作为高血压病人，要将按时服药当作每天的必修课。如果记忆

力比较差，可以画 1 个表格，每服用 1 次药物，就记录 1 次，既可以防止漏服，也可以防止重复服用。

降血压也要循序渐进，不能盲目地加大药物剂量。血压如果降得过快，人体无法在短期内适应，会出现头晕等不适，甚至会造成心肌缺血和脑梗塞，而且药物过量会出现许多不良反应。

有些药物的特点是起效比较慢，一般要在开始服药几日后起效，数周以后才能达到最好的效果，如氯沙坦等。如果刚开始服用这类药物效果不明显，也无需着急，观察一段时间后再作出判断。有些药物的降压效果有一定的延续性，也就是说即使停止服药，药效也会维持一段时间，血压不会反弹。不能因此认为无需降压治疗，一旦药效消失殆尽，血压还是会迅速升高。

一般来说，患者不宜自己调整服药量和服药时间，应该由临床医生根据患者的病情来作出恰当的决定。合理安排测量血压时间，确定服药效果。

大多数人血压明显地有昼夜节律性，即白天活动状态血压较高，夜间入睡后血压较低。一般白天血压有两个高峰期，即上午 6 ~ 10 时及下午 4 ~ 8 时，在这两个时段测血压，可以了解 1 天中血压的最高点。

不同降压药物的作用时间是不同的，长效制剂每日服用 1 次，如蒙诺、络活喜等，降压效应可持续 24 小时左右；而短效制剂持续时间短，如开博通、心痛定等，每日需服用 3 次，服药后 6 ~ 8 小时疗效即消失；中效制剂作用时间约 12 小时，每日需服用 2 次，如缓释异搏定等。为了判断上述 3 种不同剂型药物的降压效果，有必要在下列几个时段自测血压。

（1）每日清晨睡醒时即测血压。此时血压水平反映了药物降压作用的持续效果和夜间睡眠时的血压状况。如果夜间睡眠时血压和白天水平相同，则应适当在睡前加服降压药。

（2）服降压药后 2 ~ 6 小时测血压。因为短效制剂一般在服药后

2小时达到最大程度地降压，中效及长效制剂降压作用高峰分别在服药后2~4小时、3~6小时出现，此时段测压基本反映了药物的最大降压效果。

（3）患者在刚开始服用降压药或换用其他药物时，除了以上这些时段外，应该每隔数小时测量1次，或进行24小时血压监测，以确认降压效果及血压是否有波动。

正确掌握测量血压的时间，能较客观地反映用药后的效果，帮助医生及时调整药物剂量及服药时间，决定是否需要联合用药以达到更好控制血压的目的。

132. 治疗高血压病最佳服药时间是什么时候？

医学研究表明，人的血压波动是有一定规律的，在正常情况下，血压在昼夜24小时内呈周期节律性变化。清晨，一觉醒来，血压呈现持续上升趋势，上午9~11时达到高峰；然后逐渐下降，到下午3~6时再次升高；随着夜幕降临，血压再次降低，入睡后呈持续下降趋势；午夜后至觉醒前这段时间，血压又有少许波动，但总的趋势是低平的。这"两高一低"的时间是高血压的危险期。

合理的服药时间是：应根据药物类型和剂型加以选择。如短效降压药每日3次，第一次服药时间应在清晨醒后即服不等到早餐后或更晚，最后一次应在下午6时之前。也就是在血压高峰出现前半小时至1小时给药效果最好。不可在睡前或更晚时服用降压药，长效控、缓释制剂每日只服用1次，应清晨醒后即服用。经研究发现，这种服用方法对防止上午血压升高有重要的意义，既能使白昼的血压得到良好的控制，又不使夜间的血压过度下降。起到稳定24小时血压的目的。同时，实践已证实这样服药比均衡给药的脑中风发生率低50%~70%。

133. 为什么降压药不宜睡前服用?

由于老年人多患有动脉硬化,使血管弹性减弱,血压自动调节作用减低,故夜间血压下降的更为明显。当血压下降至低于自动调节能力的下限时,血流缓慢,脑部血流量明显减少,严重时可发生脑梗塞。传统降压药的服用法一般为 1 日 3 次,或临睡前服用。应该说,这种服法是欠合理的,不仅不能理想地控制血压,甚至增加了诱发脑梗塞的危险性。高血压病人睡前服用降压药使血压降低,在入睡后血压会进一步降低,这种情况下极易形成血栓。所以睡前尽量避免使用降压药物。

134. 高血压病人日常应注意哪些事项?

如果发现了血压增高,那么就有必要作进一步检查,以明确到底是原发性高血压(也称高血压病),还是继发性高血压。高血压病是指病因尚未十分明确,而以血压持续升高为主要临床表现的一种疾病,继发性高血压则是某些疾病(如肾炎、甲亢、脑病等)的一种症状,因此也称为症状性高血压。我们常见到的高血压一般是指前者,但这些必须要请专业医生会诊才可以做出正确诊断。

患者上医院就诊,应到心血管专科门诊,对医生诉说病情时,不应只限于你自认为与高血压有关的症状,而应全面介绍自己的身体状况,尽可能回忆这些症状的发病日程。

高血压病人多需长期服药,为了获得最佳疗效,又能减少不良反应,提醒高血压病人注意以下几点:在药物治疗的同时,别放松非药物治疗。两种治疗相结合,既可增强疗效,又可减少用药量。更重要的是非药物疗法对冠心病、脑血管病、糖尿病、恶性肿瘤等有很好的防治作用。别忘了有句古训:"医生不治之病,快乐、节食、运动"。在服药前,一定要对自己的病情和药物性能以及可能引起的不良反应有个基本的了解,出现较大不良反应时,应立即停药并上医院咨询。年龄较大的人服药有时会忘记或弄错,尤其是几种药同时服用时，可以列出一张表，写明药名、剂量和服药时间，贴在醒目的地方。

135. 怎样有效控制高血压?

（1）了解高血压病的知识，合理安排生活，注意劳逸结合，定期测量血压。

（2）高血压需坚持长期规则治疗和保健护理，保持血压接近正常水平，防止对脏器的进一步损害，不要随意添加或停用药物。

（3）提高社会适应能力，维持心理平衡，避免各种不良刺激的影响。

（4）注意饮食控制与调节，减少钠盐、动物脂肪的摄入，忌烟、酒。

（5）保持大便通畅，必要时服用缓泻剂。

（6）适当参与运动，以不引起心慌、脉搏明显增快为宜。

（7）定期随访，血压持续升高或出现头晕、头痛、恶心等症状时，应及时就医。

136. 高血压病人应怎样讲究睡眠卫生?

高血压病人应讲究睡眠卫生。高血压病十分常见，其对健康的危害，最严重的莫过于随着血压升高，并发心脑血管事件，且常发生于夜间。因而，高血压病患者应安排好自己的休息与睡眠，要注意做到如下几点：

（1）中午小睡：工作了一上午的高血压病患者，在吃过午饭后，稍一活动，应小睡一会儿，一般以半小时至 1 小时为宜，老年人也可延长半小时。无条件平卧入睡时，可仰坐在沙发上闭目养神，使全身放松，这样有利于降压。

（2）晚餐宜少：老年人应对晚餐比较讲究，应较清淡，食量也不多。有些中年高血压病患者，对晚餐并不在乎，有时毫无顾忌地大吃大喝，导致胃肠功能负担加重、影响睡眠，不利于血压下降。

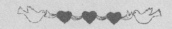

晚餐宜吃易消化食物，应配些汤类，不要怕夜间多尿而不敢饮水或进粥食。进水量不足，可使夜间血液粘稠，促使血栓形成。

（3）娱乐有节：睡前娱乐活动要有节制，这是高血压病患者必须注意的一点。如下棋、打麻将、打扑克要限制时间，一般以 1～2 小时为宜，要学习控制情绪，坚持以娱乐健身为目的，不可计较输赢，不可过于认真或激动。否则会导致血压升高。看电视也应控制好时间，不宜长时间坐在电视屏幕前，也不要看内容过于刺激的节目，否则会影响睡眠。

（4）睡前烫脚：按时就寝，养成上床前用温水烫脚的习惯，然后按摩双足心，促进血液循环，有利于解除一天的疲乏。尽量少用或不用安眠药，力争自然入睡，不养成依赖催眠药的习惯。

（5）缓慢起床：早晨醒来，不要急于起床，应先在床上仰卧，活动一下四肢和头颈部，伸一下懒腰，使肢体肌肉和血管平滑肌恢复适当张力，以适应起床时的体位变化，避免引起头晕。然后慢慢坐起，稍活动几次上肢，再下床活动，这样血压不会有太大波动。

高血压患者在按时服用降压药的同时，再坚持做到上述几点，就会提高降压疗效，使血压保持平稳，从而减少发生心脑卒中的机会。

137. 高血压患者为什么提倡适当运动？

运动是非药物治疗高血压的主要手段，可以调节自主神经，降低交感神经的兴奋性。运动还可以促进血液循环、降低胆固醇的生成。运动能增加食欲、促进肠胃蠕动、预防便秘，更可以燃烧脂肪，增加机体对胰岛素的敏感性，达到减肥的效果。提倡有氧运动，要求长期规律地、循序渐进地按每人具体情况适度运动。

138. 什么是高血压患者的适当运动？

掌握"三、五、七"的运动原则，"三"指每天步行 3 公

里，时间在 30 分钟以上；"五"指每周运动 5 次以上，只有规律运动才有效果；"七"指运动时心率加年龄约为 170，这样的运动属于中等，能保持有氧代谢，即有氧运动。

开始运动可分成三个步骤：

（1）热身运动——如伸展操、散步等，约做 5～10 分钟。

（2）主要运动——指有氧运动，如骑自行车、游泳、慢跑、跳绳等，约 20～30 分钟。从事非体力劳动者和肥胖及患有糖尿病的患者，可适当增加运动量。

（3）恢复运动——可做散步或呼吸调节运动，约做 10 分钟，可缓和运动后的心率及减少运动伤害的发生。

每周可运动 3～4 次，每次 30～45 分钟，根据具体情况来选择适合自身的运动

当病人血压控制稳定且无明显合并症时，可进行稍激烈的运动，如快步走、慢跑、骑自行车、游泳、打网球、跳绳、打羽毛球等。血压控制不当或有明显合并症时，应进行较温和的运动，如散步、体操、打太极拳等。

过度激烈或太温和的运动皆不恰当，判定运动的强度的公式如下：

$$最大心率 = (220- 年龄) \times 85\%$$
$$最低心率 = (220- 年龄) \times 70\%$$

如果运动后测得心率介于最大与最低心率之间，那么此次运动强度适当。

此外，在运动后，有点喘或流汗，仍可讲话而不累，就表示此次运动强度适当。

139. 高血压病人运动时应注意哪些事项？

（1）切勿运动过量：要根据自身的特点来制订运动计划，并采取循序渐进的方式来增加活动量。

（2）注意环境气候：老年人体质相对较差，容易受到气候条件的影响。因此夏天时应在清晨或黄昏较为凉爽时做运动，避免日晒雨淋；冬季气候寒冷，要注意保暖，以防止血压波动导致中风。

（3）运动服装要舒适吸汗：最好选择棉质的衣料，运动时穿合适运动鞋，防止运动损伤。

（4）选择安全场所：公园、学校或较为宽敞的居住小区是较好的运动场所，切勿在街道、马路边运动，一来环境嘈杂，二来容易发生意外。

（5）运动时切勿空腹，以免发生低血糖，最好的运动时间，应选在饭后 2 小时。

（6）运动时要注意血压和心律的变化，一旦发生异常，应停止运动，并立即就医。

140. 高血压患者在哪些情况下不适宜运动？

出现以下这些情况的高血压患者是不适宜进行运动的：

（1）生病或感到不适，特别是血压、心律不稳定而导致不适的情况下。

（2）饥饿时或饭后 1 小时不宜做运动。

（3）运动中出现任何不适现象，应立刻停止。

（4）糖尿病、肾衰、心衰等并发疾病未能控制时。

141. 高血压患者怎样合理安排运动？

适当运动能改善高血压患者的头晕、头涨等常见症状，并有助于降低其血压，尤其是舒张压，此外还可减少患高血压并发症的几率。

最佳运动时间：上午 8～10 时或者下午 4～6 时。

最佳运动方式：中低强度的快走、太极、瑜伽。

最佳运动强度：每周 3～4 次，每次 30～40 分钟。开始时

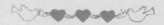

控制心率在 90 ~ 100 次 / 分钟之内，习惯后范围可扩大至 120 ~ 130 次 / 分钟。

特别提醒：做上肢动作时避免太过激烈，运动过程中要调顺呼吸，尤其不可憋气。

142. 为什么高血压病人运动后不应立刻洗澡？

体育锻炼后洗 1 个热水澡可以解除疲劳，这似乎是被大家公认的，其实这是很不科学的。因为运动时，由于肌肉不断收缩，运动量逐渐加大，为适应运动的需要，心率加快，流向肌肉和心脏本身的血液增加。运动后较快的心率和血流速度，仍要持续一段时间。如果立刻洗热水澡，导致肌肉和皮肤的血管扩张，会使流向肌肉和皮肤的血液继续增加，使剩余的血液不足以供应其他器官，尤其是心脏和脑部的需要。对于年轻和健康人来说，可能只感到有些头晕眼花，原地休息一会儿就可以恢复，但是对于高血压病人来说就很危险。一旦引起心脏和脑缺氧，就有诱发心脑血管系统疾病急性发作的可能。所以，高血压病人运动后千万不要马上洗热水澡。应先休息片刻，再选择温水淋浴的方法，时间要短，在 5 ~ 10 分钟内完成。

143. 为什么高血压病人锻炼时不可过度低头？

锻炼中过度低头，全身的血液会急速流向大脑，血管急剧充血。没有高血压病的健康人，特别是青、壮年遇到这种情况，因自身血管弹性良好，能自动调节起到缓冲作用，脑内血管的压力不会增高。高血压病人，特别是中老年病人，脑动脉压力增高，动脉血管壁因硬化而失去弹性，遇到急剧充血时，就不能起缓冲性的调节作用，会使已经增高的脑动脉血压更高，引起头痛、头昏等症状，严重时还可能出现脑血管意外。所以，高血压病人在健身锻炼时禁止过度低头。

144. 高血压病人锻炼时应注意什么?

参加体育锻炼应讲究科学，根据自己身体情况，选择合适的项目，量力而行。具体要注意的是:

(1) 准备开始锻炼前应先到医院全面检查身体，了解自己的健康状况，根据自己的爱好，参考医生的意见，确定运动方式和运动量，便于在运动中随时监督，防止运动过量。

(2) 开始的运动量要小，以后逐渐增加：锻炼一段时间 (3～6个月) 后，再到医院检查，并同前 1 次的体检结果进行比较，了解锻炼效果，并重新修订锻炼计划。

(3) 按时锻炼，要持之以恒：每次锻炼前要认真作好准备活动，锻炼后要作好放松活动。身体条件允许时，锻炼切忌三天打鱼两天晒网，这样的锻炼不利于血压的稳定，对身体有害。

(4) 中度和重度的高血压病人在锻炼时最好有个同伴，边锻炼边聊天，既能活跃锻炼的气氛，又可以相互照应。

(5) 过冷或下雨等恶劣天气，感冒发烧、身体疲劳、感到不适时，应暂停锻炼，待天气转好及身体恢复后再继续锻炼。

(6) 锻炼时不要过分屏气，不要做搬运过重物品的运动，头部不要低于心脏水平。

145. 高血压病人如何选择运动方式?

高血压病人进行体育锻炼，必须根据自己的年龄、病情、原有的身体基础、自己的兴趣、爱好、季节、环境、活动场所等各种不同的条件选择适宜自己的运动项目。

高血压病人可以选择的运动方式有：快走、跑步、骑自行车、游泳、滑雪、爬山；另外还可以打太极拳、练习气功、散步，做体操、慢跑、打乒乓球及羽毛球等。

146. 高血压病人怎样散步?

散步是一种有氧训练,主要加强有氧代谢过程,有效地增加心肌的储备能力,对心血管和呼吸系统有良好的作用。散步能明显地提高人体代谢率,增加能量的消耗,对控制体重和减轻体重有一定的作用。

(1) 散步的时间:一般在清晨或傍晚进行。散步持续的时间应根据病人的病情及身体条件而定,但最短不少于5分钟,最长不宜超过1小时,一般以20~30分钟为宜。散步的地点:在户外空气清新、环境安静优美的地方。

(2) 散步的速度:慢速的散步为60~80步/每分钟,适用于血压很高、需极轻度运动量的病人。中速的散步为80~100步/每分钟,每小时3~5km(公里)左右,适用于血压较高、需轻度运动量的病人。快速的散步为110~125步/每分钟,每小时5.5~7km(公里)左右,适用血压中等程度增高和肥胖的高血压病人。

(3) 适当的休息:在散步中间应根据体力适时休息1~2次,每次3~5分钟,主要是减慢速度。以后可逐渐增加步行的速度和持续的时间,最后达到步行30分钟休息5分钟。

(4) 作好记录:在散步前、散步后即刻、3分钟、5分钟各测量1次脉搏,并做记录,留做调节运动量的指标。

147. 慢跑适合高血压病人吗?

慢跑是一种全身的运动,它不受时间、场地和季节的限制,运动量可以随时调节。

跑步时随着下肢肌肉的放松和收缩,上肢的不停摆动及周身的协调运动,增加了氧的消耗,于是引起心脏的搏动力量和次数增加,血液循环加快,呼吸加深,心脏和肺脏相互协调,锻炼了心脏和肺脏的功能。

慢跑还可以促进新陈代谢,促进脂肪的代谢,预防高血脂症。

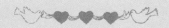

减少血液中胆固醇的含量，对于减轻和预防高血压动脉粥样硬化起到一定的作用。运动使脂肪转化成热能，对肥胖的病人起到减肥的作用。

人在慢跑时，氧的摄入是平时氧摄入的 8 倍，出汗又可以带走身体中的代谢废物，身体持续重复的运动，使全身的肌肉、骨骼得到充分的营养和锻炼而变得强壮。

慢跑还可以调节人体的大脑功能，稳定病人的情绪，消除精神紧张，让病人感到心情愉快，不易疲劳，精力充沛。

降低血脂、适当减肥、缓解精神紧张，是预防高血压的关键措施，慢跑既然可以解决这些问题，当然是适合于高血压病人的锻炼方式，而且慢跑还可以延缓高血压对心、脑、肾的损害。

148. 高血压病人如何进补？

高血压患者能否进补，这是许多高血压患者所关心的问题。有人认为，补品补药多数能使血压上升，对高血压患者不利，搞不好还会发生危险。其实不然，从中医的观点看，高血压病是由阴虚阳亢、阴阳两虚、肝肾阴虚、气血两亏以及心火上升等阴阳失调引起。因此，根据"虚则补之"、"实则泻之"的原则，高血压病人也可通过进补来纠正人体的阴阳失调，调整机体的平衡，降低血压。只要牢牢掌握"辨证施治"的原则，因人因症选择补品，就会收到较好的效果。

（1）患者如果经常出现头晕、眼花、心烦失眠、口干舌燥、腰膝酸软等肝肾阴虚、肝阳上亢诸症时，可常用枸杞子、制首乌、桑寄生、杜仲及阿胶等补肾滋阴平肝的药物，也可选用六味地黄丸、杞菊地黄丸、首乌片等内服。

（2）对于心火偏盛、用脑过度，出现心烦失眠、心慌心跳的高血压患者，可内服朱砂安神丸、宁心安神丸、补心丸等。

（3）失眠头晕、健忘、面色苍白、神疲乏力等气血两亏者，可

适量选用白术、黄芪、党参、当归、炙甘草等煎水内服；或党参、参芪膏等，每日 3 次，每次 1 汤匙，温开水冲服；也可用黄芪 10g、党参 10g 炖瘦肉；或用龙眼肉适量泡茶饮等，如伴有贫血者上述方法疗效更佳。

（4）有条件者，还可适量服用生晒参。但必须注意，用参一定要用性质偏凉者，决不能用性质偏热者。同时，还要掌握收缩压最高不超过 22.6kpa 者才能服用。

（5）对妇女更年期，因阴虚火旺而引起血压升高、头晕、面红、烦躁不安、便秘者，可选服杞菊地黄丸、六味地黄丸、大补阴丸及熟地、阿胶、黑芝麻、胡桃肉等。也可用仙茅、仙灵脾、巴戟、知母、黄柏、当归各等份，煎成浓汁，每日 2 次，每次 1 汤匙温水冲服，有较好疗效。

此外，不论何型高血压，均可适当选服滋补性药物补益气血、调整阴阳、稳定血压。

必须指出，凡刺激性物品如烟酒、辛辣等品，易伤津耗津，对血压高者均有害，以不吃为宜。盐能吸附水分，加重心肾负担，宜少吃。滋阴之品，蔬菜、水果等对平衡血压有益，宜多吃。对血压较高者应配服降血压药物。

体育锻炼如散步、打太极拳等均可进行。精神舒畅，饮食有节，劳逸适度等对协调阴阳、调整血压也有重要作用，必须重视。

149. 高血压病人的平衡膳食是怎样规定的？

科研结果表明，高血压的发病与人类生活条件的改变有直接的关系。正因为高血压的发生和饮食有关，对于那些已经患有高血压的病人，平衡合理的膳食就显得更加重要了。高血压患者应根据自己的病情，选择自己喜欢的食物，但必须遵循以下要求：

（1）热量分配：早餐占 30%，午餐占 40%，晚餐占 30%。

（2）控制总热量：过多热量的摄入，身体不能及时利用，形成脂肪，在体内堆积，造成肥胖。热能的供给量应为每日每千克理想体重 25 ~ 30 千卡。

$$理想体重(kg)= 身高(cm)-105$$

（3）控制脂肪量：脂肪应占总热量的 20% ~ 25%。尽量少食用动物脂肪和动物内脏，少吃油炸食品。

（4）蛋白质的摄入要达标：蛋白质的摄入量应占总热量的 15%。常吃豆腐及豆制品、鱼类、禽类、蛋类和牛奶。

（5）控制食盐的摄入：每人每天的食盐量应控制在 6g 以内，对患有中度高血压的病人更要严格控制，并注意长期坚持。多吃蔬菜、水果及海产品，增加无机盐、钙、钾的摄入。

150. 高血压病人是否要控制肉类的摄入？

一些高血压病人认为，患高血压后应该禁止食肉，因为肉食有可能促进血压升高，素食有利于血压下降。其实这种观点是不对的，除了高血压合并肾功能衰竭外，一般病人没有必要限制肉类的摄入。

肉类的主要成分是蛋白质和脂肪，这两类物质是人体营养所需要的三大营养素中的两种。蛋白质是制造血液、肌肉、人体中各种酶的必要成分。可并不是只有肉类含有蛋白质，大豆及大豆制品、米、面中同样含有蛋白质，但是这些蛋白质都是植物性蛋白质，它相对于动物性蛋白质的缺点就是氨基酸的含量较少和比例不恰当，人体吸收率较小。所以限制肉食可能会带来严重的营养失调。

蛋白质进入人体以后，就会被分解吸收，代谢后的废物由肾脏排出。当肾脏功能失调，排泄就不完全，有部分代谢废物便存留在身体中。为防止这种情况出现，肾性高血压的病人就应该限制蛋白质的摄入，即限制肉类摄入。

在食用肉类的时候，由于肉中含有蛋白质和脂肪，人体同时就

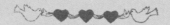

摄入了大量的脂肪，而脂肪中的胆固醇是促进动脉硬化的物质，多食用肉类，体内的胆固醇的含量就会增加，高血压病人合并有动脉硬化的时候，也应该控制肉类的摄入。

所以，如果是单纯性的高血压，没有肾脏的问题，就不必限制肉类或蛋白质的摄入，应该摄入足够的蛋白质以供成身体的需要，维持健康。

151. 高血压患者的饮食宜忌是哪些?

（1）碳水化合物食品

适宜的食品——米饭、粥、面、面类、葛粉汤、芋类、软豆类。

应忌的食品——番薯（产生腹气的食品）、干豆类、味浓的饼干类。

（2）蛋白质性食品

适宜的食品——脂肪少的食品（嫩牛肉、猪的瘦肉、白肉鱼）、蛋、牛奶和牛奶制品（鲜奶油、酵母乳、冰淇淋、乳酪）、大豆制品（豆腐、纳豆、黄豆粉、油豆腐、青菜丝豆腐）。

应忌的食品——脂肪多的食品（牛、猪的五花肉、排骨肉、鲸鱼肉、鲱鱼、鳗鱼、金枪鱼等）、加工品（香肠等）。

（3）脂肪类食品

适宜的食品——植物油、少量奶油、沙拉酱。

应忌的食品——动物油、生猪油、熏肉、油渍沙丁鱼。

（4）维生素、矿物质食品

适宜的食品——蔬菜类（菠菜、白菜、胡萝卜、番茄、百合根、南瓜、茄子、黄瓜等纤维少的）、水果类（苹果、桃、橘子、梨、葡萄、西瓜等）、海藻类、菌类、水果类。蔬菜类生吃会产生腹气，必须软煮或做成酱。

应忌的食品——纤维硬的蔬菜（牛旁、竹笋、玉米）、刺激性强的蔬菜（香辛蔬菜，如芥菜、葱、芹菜类）。

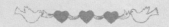

(5) 其他食品（大便泄泻者忌服）

适宜的食品——淡红茶、酵母乳饮料。

应忌的食品——香辛料（辣椒、芥末、咖喱粉、酒类饮料、咖啡、浓红茶等）、碳酸饮料、盐渍食品（咸菜类、咸鲑鱼、咸鱼子、腥鱼子、糖酱油煮的菜、酱菜类）。

152. 高血压患者应慎用哪些药物？

女用避孕药、激素（强的松、地塞米松）、消炎止痛药如消炎痛以及中药麻黄、甘草等均有升压作用，因此高血压病患者在应用上述药物时要注意。

153. 老年高血压患者怎样预防肾脏损伤？

由于正常血压的人步入老年后，肾小动脉也会硬化，而高血压患者由于血压升高会加速肾脏的衰老，所以，凡年逾65岁的高血压病患者几乎都有肾小动脉硬化。因此，当老年高血压病患者肾功能肌酐清除率每分钟＜50ml时，除降压治疗外应特别注意保护自己的肾脏，如节制饮食，限制蛋白质的摄入量，并以优质蛋白质（如鱼肉、鸡蛋白等）为主。同时还应加强保健，因为此类患者常在感染、发热、外伤、药物中毒时发生致命性的急性肾功能衰竭。

154. 为什么妇女更要预防高血压？

（1）妇女与男性相比，有不同的生理特征。所以，也常发生一些特有病症，如妊娠高血压综合征（简称妊高征），病多发生于妊娠24周与产后两周，主要临床表现为高血压、水肿、蛋白尿，严重时会出现抽风、昏迷而威胁母子生命，所以要注意预防。

如何预防妊高症的发生，关键在于做好孕期保健工作，即了解血压水平（妊娠前和早孕时血压水平）。每次产前检查除测量血压外，还应测量体重，检查尿内是否有蛋白，对有妊高征家族史，既往有慢性持续性高血压、肾脏病、糖尿病以及多胎妊娠、羊水过多的孕妇更应注意。有人研究发现，在妊娠中期和末期每天口服阿司匹林 50～150mg，可使妊高征的危险性减少 65%，提示阿司匹林可减少妊娠高血压的发生。

（2）口服避孕药的妇女，在我国的比例较大，重点应对易感人群进行血压监测，及时发现血压升高，及时终止服药，改用其他避孕措施，就能防止高血压的发生。一般认为肥胖、年龄大、吸烟、糖尿病、高脂血症、有妊娠高血压病史、肾病史及有高血压和心脑血管病家族史者为易感人群。

预防办法，首先询问病史，发现有上述危险因素者，停服避孕药，改用其他避孕措施。其次进行体格检查，服药前必须进行血压、体重、乳房及肝肾和妇科检查，作为服药前的对照水平，如发现不能口服避孕药者则不用，并应注意定期测量血压。一般第 1 年每 3 个月检查血压 1 次，以后每半年检查 1 次。

 ## 155. 引起儿童继发性高血压有哪些原因？

（1）心血管病：患有先天性主动脉狭窄的孩子，常有严重的高血压。因为循环功能较差，所以，孩子的个子一般长不高。

（2）肾脏疾病：如先天性肾脏发育不全、先天性泌尿道畸形、肾动脉狭窄、隐匿性肾炎、肾盂肾炎等，也多伴血压升高。一般患者早期症状多较轻微，主要表现发育迟缓、面色苍白、消瘦等，随着病情发展，可发生严重肾性高血压。此外，急慢性肾小球肾炎也常有高血压症状。

（3）内分泌疾病：引起血压增高的内分泌疾病有肾上腺皮质增生、肾脏肿瘤等。临床上常表现患儿发育迟缓、面色绯红、汗毛多而又黑又长，尤其前额和背部更为明显。

（4）维生素 D 过剩：在儿童生长期，为了预防佝偻病，给孩子

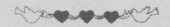

补钙时若长期服用维生素 D 制品，如注射维生素 D 或口服鱼肝油等，会促使大量钙沉积于肾脏和大血管，引起肾钙化和大血管钙化，也会引起高血压。肾钙化也常影响正常发育，使孩子长不高。

总之，血压正常与否，不仅是成年人应该关心的，对于儿童，特别是发育迟缓，个子不高的小胖墩，也要定期测量血压，发现异常时，及时请医生诊治。

156. 不同年龄阶段儿童采用的正常血压标准是怎样的？

由于社会的发展，大自然的变化，人们观念的改变，膳食结构失调等诸多因素，儿童高血压有逐年增高的趋势。有报道说，北京调查 2866 名儿童，血压偏高者 6.8%，持续升高者为 1.29%，有家族史检出率 8.91%。对有高血压家族史的父母来说，更应关注孩子的血压状况。血压有随年龄增长而增高的变化，所以不同年龄的儿童采取不同的血压标准。

一般采用以下公式来计算血压：收缩压 = 年龄 × 2 +80mmHg，舒张压 = 收缩压 × 2/3。

具体参考如下：

年龄	收缩压（mmHg）	舒张压（mmHg）
＜1 岁	80.25~90	50~60
1~3 岁	90~99.75	55~60
4~6 岁	90~105	60~69.98
7~14 岁	90~120	64.95~80.25

157. 儿童血压计的袖带宽度应为多少？

儿童血压计的袖带宽度是：1 岁以下为 2.5cm；1 ~ 4 岁为 5 ~ 6cm；5 ~ 8 岁为 8cm 或 9cm。成年为 12.5cm。

158. 儿童血压的测定方法是否应与成人不同？

儿童血压的测定方法应该与成人不同，袖带不宜过小，应与儿童的前臂相适应，同时应考虑到听诊声音的下降，以拍击性搏动音完全变闷，即舒张期第四音为舒张压的确定，而非成年人的搏动音消失，即舒张期第五音为舒张压的确定，因为儿童听诊声音的消失可以不出现。儿童测量的血压值应与相应年龄、性别和体型的标准血压数据进行比较，才能比较确定高血压。儿童的身高比年龄对血压的影响更大。儿童首次测量血压时常处于紧张状态，影响测值，故血压测量不应少于 3 次，间隔不应少于 3 分钟。

159. 不同年龄阶段儿童采用的高血压诊断标准是怎样的？

儿童高血压诊断标准尚不统一，一般有两种方法：一种用正常血压的计算公式（参考 156 条）算出收缩压和舒张压后，以高于此标准 20mmHg 为高血压。另一种方法用百分位数值，通常指至少 3 次所测血压等于或大于该年龄、性别组的 P_{95} 值作为高血压诊断标准，$P_{95} \sim P_{99}$ 为有意高血压，$\geq P_{99}$ 为严重高血压。

P_{95} 具体参考如下：

年龄（或年龄段）		血压（mmHg）
新生儿		90/60
婴幼儿		100/60
学龄前儿童		110/70
	男	女
6 岁	113/74	113/74
7 岁	115/78	112/80
8 岁	119/79	115/79
9 岁	117/76	115/80
10 岁	120/76	118/78

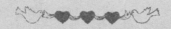

11 岁	119/80	120/80
12 岁	128/81	119/82
13 岁	128/81	124/83
14 岁	135/84	124/81
15 岁	133/84	124/81
16 岁	133/84	124/81
17 岁	137/88	127/85
18 岁	136/89	127/82

160. 高血压高危儿童如何进行监测?

提起高血压,人们也许会认为它是中老年人的疾病,然而医学专家经过较详细地、长期地观察发现,高血压起源于少年儿童时期,其危险因素在生命的早期就已经存在。具有高血压家族史的儿童,尤其是肥胖儿童及血压持续超过正常标准的儿童,都是高危儿童。一般应该从 3 岁起每年测量血压,如果发现血压持续地增高,则应该追究根源,查出病因,以排除继发性高血压。若经过长期观察,仍不能查出明确的病因,则可能是原发性高血压的早期表现。早期表现还可以在过度疲劳、精神紧张、学习压力增大时, 出现心慌、气短、血压升高等症状。

161. 儿童高血压如何治疗?

为防止儿童高血压进一步加重,具体措施如下:

(1) 控制饮食:一般有儿童高血压的孩子体重基本都超过正常的标准,所以要控制食物中总热量的摄入,减少脂肪,在食物中减少肥肉、奶油、甜食、糖果的用量,增加新鲜蔬菜、水果、豆制品用量。

(2) 增加运动:帮助孩子参加户外运动,增加能量消耗,以达到减肥的目的。这些孩子往往缺乏主动运动的意识,家长就应该为

他们设计一些有趣的活动项目，帮助介绍小伙伴，定时督促孩子或亲自陪同孩子参加活动，培养他们运动的兴趣，最后达到能主动锻炼的目的。

（3）改用低盐饮食：减少一切含钠多的食物，如咸菜、火腿、腐乳、糕点、饼干等。

（4）做松弛训练：结合孩子的情况有目的地开展放松、应激训练，帮助他们培养良好的社会适应能力，避免精神过度紧张、情绪激动。

（5）接受治疗：对于那些经过上述非药物治疗不能降压的儿童，应该及时到医院就诊，接受药物治疗，防止血压继续升高。

（6）药物治疗：适用成年人的阶梯治疗方案及药物，但要求要疗效好服用方便，更不能影响正常发育。首选利尿剂或 β 受体阻滞剂。在利尿剂中，以噻嗪类利尿药反应好。如果利尿剂无效时可加用 β 受体阻滞剂，并记录脉率。如长期用药，应注意观察血糖、血脂等的变化。

162. 母乳喂养可降低孩子成年后患高血压的风险吗？

据发表在《柳叶刀》杂志的一项最新研究表明，母乳喂养者成年后患高血压的风险较低。研究人员对 216 名早产儿进行了追踪研究，结果发现 66 名出生后第 1 个月为母乳喂养的婴儿长大到 13 ～ 16 岁时，他们的平均血压较出生后第 1 个月为人工喂养者要低 4mmHg。研究人员指出，这一结果有很大的意义，因为对整个人群而言，平均血压降低 2mmHg，就会大大降低心脑血管疾病的发病风险。当然，研究人员还需进一步了解体重、血脂等其他心脑血管疾病的危险因素在其中所起的作用。

163. 高血压病因的新发现？

人到中年以后，血压常要增高，甚至会导致心脏和血液循环

系统疾病的发生。但是，究竟是什么原因引起高血压，人们到目前为止还是只有肤浅的认识。例如，大家都知道，在大多数高血压病症中，都是由于血管硬化、血管截面积减小造成的。但是，对于为什么血管会硬化这一问题，似乎还不能说清。最近，德国慕尼黑工业大学药物研究所的科学家们有了解答，他们在人体中发现了一种名叫 IRAG 的蛋白质，这种蛋白质能够使血管软化，从而增大血管截面积，使血压降低。但是，一旦 IRAG 的功能受到扰乱，血管不能受到它的作用，就开始硬化。他们还发现，除了由于肾动脉血管紧缩而导致的高血压外，其余的高血压都是由此原因形成的。因此，他们认为，这个发现会有助于今后研制新的防治高血压的药物。

但是，不要以为有了这个新发现，治疗高血压就好办了。通常从一个新发现开始到科研成果真的转化成新的药物，至少需要 10 年时间。所以，对于我们，还是要注意身体锻炼和保健才是正招。

164.为什么要对青壮年高血压病引起重视？

近年来发现青壮年高血压病的发病率远比老年人要高。由于改革的诸多因素相加，我国的青壮年高血压发病率逐年增加。

（1）该人群的高血压病以临界高血压为多，通常不引起患者的重视，这是特点之一。

（2）青年人的收缩压在 21.3kPa（160mmHg）以上时多半是继发性高血压；30 岁以下的高血压患者占 15%，其中大部分为原发性高血压是特点之二。

（3）青年期就患有原发性高血压，很多到壮年期会出现肾功能受损，高血压脑病，尿毒症等。而在青壮年以后患原发性高血压者，多为良性高血压，很少引起肾功能障碍，是特点之三。

（4）在原发性高血压的分类中恶性高血压在青壮年中比老年人发病率要高。其血压特征：原发性高血压是以舒张压偏高，超过

90mmHg 以上，比收缩压升高明显；继发性高血压则以收缩压明显升高。青年人的收缩压不论超过 160mmHg 与否，或属于临界高血压均应加以慎重对待。

（5）引起青年继发性高血压的主要原因，有肾功能障碍、肾动脉狭窄、妊娠高血压综合征、内分泌异常、心功能受损等。其中心功能受损是由心血管异常所引起，血压表现为左右臂血压数值相差大，或上肢血压增高，下肢血压明显低于上肢。

（6）青壮年高血压的治疗，多数与普遍人群一样，但也有几种不同病情。临床经验证明，对高肾素原发性高血压，高动力性心脏综合征（即动力型 β 肾上腺素循环状态）者，用 β 受体阻滞剂比用利尿剂更好些。

165. 高肾素原发性高血压病的表现特点是怎样的？

高肾素原发性高血压病，常见于年龄在 40 岁以下者，其征象除血浆肾素活性增加外，也有交感神经活动性增强的表现，如心跳加快、血压升高、皮肤出汗稍多、患者常处于兴奋状态等，属中医的肝阳上亢证。用 β 受体阻滞剂治疗后，不但血压可恢复正常，交感神经紧张状态也随之缓解。

166. 高动力性心脏综合征的表现特点是怎样的？

高动力性心脏综合征，其特点是血压不稳定地升高，伴心动过速、心悸等。属中医的心肾失济证，这种病症通常有高动力循环和 β 受体敏感性增强的病机，所以，用 β 受体阻滞治疗效果好。

167. 什么是高血压病人保健"三个三"？

严格防治高血压病及其并发的心脑血管病如心绞痛、心梗和中风等，对高血压病人的健康长寿格外重要。专家提出的健康处方

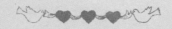

"三个三"，就是"三个半分钟"、"三个半小时"和"三杯水"。

（1）"三个半分钟"是：夜间起床时，醒来睁开眼睛后，继续平卧半分钟；再在床上坐半分钟；然后双腿下垂床沿半分钟，最后才下地活动。

在临床上发现：脑血栓、脑溢血、心脏猝死等常发生在夜间。24小时动态心电图监测显示，许多病人的心脏跳动一天都很平稳，唯独夜里有几次大的波动，且大多数在病人夜间起床上厕所时，由于体位的突然变化，造成心脑血管供血不足，特别是老年人的神经调节慢，更容易发生危险，即使是普通人，也应该注意避免因体位突然变化造成昏厥。

（2）"三个半小时"是：早上走半小时；中午睡半小时；晚上散步半小时。

（3）"三杯水"是晚上睡前饮一杯温开水，半夜醒来饮一杯温开水，早晨起床饮一杯温开水。因为夜间血流缓慢，容易形成血栓，睡前饮一杯水可稀释血液。半夜醒来，尤其是夏季睡觉出汗多，半夜起床也要饮一杯水。早晨起床饮一杯水，因为早晨8～10时是血压高峰期，心脑血栓极易形成，饮一杯水可以稀释血液，防止血栓形成，另外，还可起到通便的作用。

高血压病人的"三个三"，简单易行，行之有效，养成习惯，对健康长寿将大有裨益。

168. 寒冷天气高血压患者需注意哪些？

寒冷是高血压的克星，所以高血压患者要特别注意以下几点：

（1）醒来时不要立刻离开被褥。应在被褥中活动身体，并请家人将室内调暖和。

（2）洗脸、刷牙要用温水。

（3）如厕时应穿着暖和。

(4) 外出时戴手套、帽子、围巾、大衣等、注意保暖。

(5) 等汽车时做原地踏步等小动作。

(6) 在有暖气的地方可少穿些、离开时再加衣服。

(7) 用干布拭擦皮肤以防寒。

(8) 沐浴前先让浴室充满热气，等浴室温度上升后再入浴。

(9) 夜间如厕，为避免受寒可在卧室内安置便器。

(10) 饮酒避免吃盐分过多的小菜。

169. 糖尿病合并高血压的患者应该如何控制血压?

首先，糖尿病合并高血压的患者应该加强血压监测。统计资料表明，相当多的糖尿病患者尽管在服降压药，但高血压并未得到控制。因此，建议糖尿病合并高血压的患者在服降压药期间，应每星期检查血压一两次，以利及时调整降压药。其次，与单纯高血压患者比较，糖尿病合并高血压患者的血压控制水平要更严格，最好将血压控制在 130/80mmHg 以下，因为糖尿病、高血压都是心脑血管疾病的危险因素。国外的临床试验已经证实，收缩压仅仅下降几个毫米汞柱，糖尿病合并高血压患者的死亡率和残疾率就会明显下降。当血压由 130/85mmHg 降至 120/80mmHg 时，更有利于糖尿病肾病的防治。

170. 怎样预防高血压?

高血压是冠心病和脑卒中的危险因素，是人类的头号杀手。预防高血压等心血管病的发生是最实际、花费最少的方法，预防要从年轻人开始，预防比治疗更有用。对高血压的预防可以分为三级：

(1) 一级预防：是指对存在有引起高血压的危险因素，但尚未发生高血压的人群采取有效的预防措施，控制或减少发生高血压的危险因素，以减少发病率。

(2) 二级预防：是指对已患有高血压的人采取有效的治疗措施，

防止高血压的加重或复发。

(3) 三级预防：是指对重度高血压的抢救，以预防其并发症的发生和患者的死亡。三级预防中包括有康复治疗。

171. 高血压的一级预防的目的是什么？

目的有两个：第一找出将来可能要发生高血压的人，即高危人群，在血压未升高前进行预防；第二，对整个社会人群进行预防。高危人群指的是那些具有明显的高血压家族史者、儿童少年时血压即已偏高者及有发生高血压倾向的人如肥胖者。

172. 高血压的一级预防措施是怎样的？

(1) 合理调整饮食：①限制钠盐过量摄入；②增加钾的摄入；③增加钙的摄入，低钙摄入能使血压升高，每日钙摄入量如增加 100mg，则收缩压可降低 2.5mmHg，舒张压降低 1.3mmHg，建议每人每日钙摄入量为 800mg，通过饮用牛奶，增加豆类和新鲜蔬菜及木耳、香菇、虾皮、紫菜等，可以增加钙的摄入量，另外，蔬菜中还含有大量的维生素 C，有降低血胆固醇、减轻动脉粥样硬化的作用，有些蔬菜如芹菜、荸荠等还有降压的作用；④降低脂肪的摄入量，特别是动物脂肪；⑤增加优质蛋白质的摄入，

(2) 戒烟和戒酒。

(3) 减肥。

(4) 开展体育锻炼。

(5) 从儿童期就要开始预防高血压的发生，养成良好的生活习惯，积极开展体育运动，进行高血压预防的教育。

173. 什么是单纯收缩期高血压？

患者的收缩压大于或等于 140mmHg，而舒张压小于 90mmHg，则诊断为单纯收缩期高血压（又称低压不高的高血压）。

174. 单纯收缩期高血压如何治疗？

单纯收缩期高血压（又称低压不高的高血压）的治疗十分棘手，若降压过甚，会招致重要器官灌注不足，若任其持续升高，则心脏血管并发症将增加 2 ~ 4 倍。看来适度降压是有积极意义的。

一般认为，当收缩压超过 180mmHg 时，随着全身动脉硬化的发展，病人心、脑、肾等脏器会发生不同程度的缺血，且有循环障碍。因此，单纯收缩期高血压同样必须治疗。就治疗效果而言，这类型的病人，以降压治疗来预防或减少心脑血管病的效果，要比舒张压升高者更为明显。有研究证明，积极控制单纯收缩期高血压，5 年脑中风发生率可降低 36%。但降压不宜过快、过低，而应缓慢、平稳，以在 2 ~ 3 个月内降至 140mmHg 左右较为理想。

单纯收缩期高血压病人，可以选择一种长效降压药物（利尿剂或转换酶抑制剂），采用较小剂量，避免快速剧烈降压。如果服药 4 ~ 6 周后，收缩压未降至正常范围，可以将剂量缓慢递增，或者将利尿剂和转换酶抑制剂两种降压药小剂量联合使用。经过一段时间（3 ~ 6 个月）的治疗，如果血压仍未正常，则建议改为转换酶抑制剂和钙拮抗剂联合治疗。采用上述方案（长效、小剂量）进行长期治疗，可以改善大动脉壁弹性，并避免短期快速降压引起收缩压与舒张压同时下降的情况，从而达到主要使升高的收缩压下降的目的。当然所有用药必须在医生的指导下进行，病人应配合医生，定期到医院复查血压，以便让医生了解用药疗效，及时调整治疗方案。

总之，对这类型特殊高血压，治疗时应谨慎处理。给药时必须注意：①不论何种药物，均应从小剂量开始，然后逐渐缓慢、谨慎加量，千万不可操之过急，以免血压下降过快，导致脑供血不足。②老年人多伴有其他疾病，用药时应注意药物的副作用，并兼顾其他疾病的治疗。③应避免睡前服用降压药物，以免夜间血压降得过低。

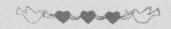

175. 什么是高血压用药"八项注意"?

（1）采用联合用药：除部分轻型病人外，大多数病人都应采用联合用药，且剂量和组合都应个体化。其优点是可产生协同作用，减少每种药物的用药剂量，抵消副作用。

（2）降压不宜过快：有些人一旦发现高血压，恨不得立刻就把血压降下来。甚至随意加大用药剂量，这样极容易发生意外。尤其是血压水平较高的中老年重度高血压患者，极可能引发心脑血管严重病变。

（3）不可时服时停：有的病人用降压药时服时停，血压一高就吃几片，血压一降，马上停药。突然停药，极易使血压反弹。血压时高时低，就像气候时冷时热，对健康更为有害。因此，药物治疗应坚持不懈，时服时停不但是治疗失败的重要原因，而且还易引发意外。较严重的高血压，可以说是一种终身疾病，应长期坚持治疗。当治疗取得满意疗效后，可逐渐减量，使治疗量维持在一个较低而又能控制血压稳定的水平，但这个过程必须缓慢进行。

（4）忌睡觉前服药：当人入睡之后，新陈代谢降低，血液循环减慢，血压也会有一定程度下降。如果睡前服药，两小时后是药效高峰期，此时血压下降，血流变缓慢，血液黏稠度升高，极容易导致血栓形成，引发中风或心肌梗塞，因此切忌在睡前服药。

（5）忌擅自乱用药物：降压药有许多种，作用和降压机理也不完全一样。有的降压药可能对这一类型高血压有效，有些降压药可能对另外类型高血压有效。降压类型不对路，降压作用就不能充分发挥，有时还误以为降压药不灵。所以，高血压病人的药物治疗，应在医生指导下进行。

（6）忌不测血压服药：有些病人平时不测血压，仅凭自己感觉服药。感觉较好时就少服些，感到头晕就加大剂量。其实多数时候，自我感觉与病情轻重并不一致，如血压过低，大脑供血不足也会出现头晕。这样继续大剂量用药就很危险。所以应定时测量血压，及

时调整剂量，巩固与维持疗效。

（7）忌无症状不服药：有很大一部分高血压患者平时无头痛、头晕等症状（称隐性高血压），检查身体或测血压时才发现高血压。因为无症状就不在意而不服药，或服药后有某些不适而索性停药。久不服药，极容易使病情加重，血压再升高，很可能会诱发心脑血管疾患。事实证明，无症状高血压其危害更大。所以一经发现，即应在医生指导下坚持用药，使血压稳定在正常水平。

（8）忌随便改变治疗方案：不要轻易改变治疗方案，如需更换药物时，最好不要突然停药，尤其是普萘洛尔、美洛托尔等β受体阻断剂，更应缓慢停药，以免产生血压反跳。

176. 为什么说高血压患者勿忘验尿？

众所周知，高血压病是一种严重危害人体健康的常见病，也是导致心脑血管疾病和肾功能衰竭等多种并发症的"元凶"。高血压病对心脏和脑血管损害症状较为明显，但对肾脏的损害症状则比较隐蔽，不易被人们所察觉。

一般来说，高血压病的早期，肾脏仅有肾小动脉痉挛，尿液检查可无异常发现。以后随着肾小动脉持续痉挛，出现不同程度的硬化、慢性缺血而发生萎缩，继之形成纤维组织增生，肾功能随之减退，出现多尿、夜尿增多、尿液清淡、尿比重低且固定在 1.010 左右，进而可检测到尿蛋白、红细胞等异常改变。高血压病的晚期，残存的肾单位发生代偿性肥大、扩张，部分病人的肾动脉内膜纤维样变性，促使原来的血压更加增高，同时引起肾脏出血和栓塞及肾小管急性坏死，最终形成尿毒症。

所以，高血压患者经常检查尿液，不仅可以帮助了解肾脏病变状况，推测高血压的病变程度，还可以作为判断治疗效果的重要观察指标，更重要的是可以帮助医生发现原有的肾脏疾病，做好高血压病因的鉴别诊断。

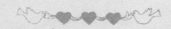

177. 高血压病人可以服用避孕药吗？

说到避孕药，女性都很熟悉，许多人或多或少用过。但是，高血压患者能否服用避孕药，恐怕知者甚少。对此，应作具体分析，视病情而定。

（1）轻型患者：血压在 130/90mmHg 左右、无症状者，可以服用避孕药。只是由于避孕药可以引起水、钠潴留，所以服用时要同时服用利尿剂。另外，饮食宜清淡，不要太咸，以免加重水、钠潴留。

（2）中、重度高血压患者：尤其是恶性高血压病患者，若病情发展迅速，血压显著升高，舒张压持续大于 130mmHg，症状明显，在数月或 1～2 年内出现心、脑、肾病变等情况者，一般不可用避孕药。因为除了避孕药有水、钠潴留作用外，乙炔雌二醇还有增加肝脏球蛋白合成的作用。这种球蛋白是血管紧张素原，对恶性高血压患者有升高血压的作用，因此，恶性高血压患者需要避孕时，不宜服用避孕药，而应在医生指导下，采取其他的避孕措施，如工具避孕等。

（3）有吸烟习惯的高血压病患者：若需使用避孕药，首先应戒烟，然后在医生的指导下，选用合适的降血压药和避孕措施。这是因为口服避孕药本身就有引起血栓性疾病的可能，而吸烟又会促使体内释放儿茶酚胺，增加血小板的黏附性，使心肌梗塞的发病率增加。

（4）已患有血栓性疾病的妇女：由于避孕药中的乙炔雌二醇能影响凝血机制，可进一步增加血栓发生的机会，所以也不宜服用避孕药。

178. 高血压伴偏头痛用药讲究有哪些？

高血压是一种常见的疾病，它与偏头痛之间并没有直接的关系。但是在生活中高血压伴偏头痛大有人在，有的是先有偏头痛后有高血压，有的则刚好相反。这些伴有偏头痛的高血压患者，用药

应十分讲究合理，使之既降低血压，又减轻偏头痛。

（1）讲究选药：首选β阻滞剂类药物。这是因为β阻滞剂类药物在降低血压的同时，能够预防脑血管过度扩张，起到有效地降低血压、预防和治疗偏头痛的作用。这类药物中常用的有普萘洛尔（心得安）、纳多洛尔（萘羟心安、康加尔多）、阿替洛尔和美托洛尔（美多心安、倍他乐克）。也可以选用钙拮抗剂类药物，由于钙拮抗剂类药物能抑制细胞外钙进入脑血管平滑肌细胞，并阻滞脑血管 5-羟色胺受体。因此，同样能够达到降血压、缓解偏头痛的作用。特别是老年高血压患者合并有心绞痛、外周血管疾病、慢性阻塞性肺病、糖尿病的患者，使用这类药物效果更好。

（2）讲究用量：在医生指导下调整药物用量，既可增加疗效，又能减少不良反应。普萘洛尔的用药量个体差异较大，一般可以从每日 20～30mg 开始，以后逐渐增加到维持量。纳多洛尔是一种长效药物，口服剂量开始时每日 40mg，清晨服药 1 次，以后由医生根据患者用药后的情况，逐渐增加至每日 80～320mg。普萘洛尔和纳多洛尔可引起支气管痉挛，所以哮喘和变应性（过敏性）鼻炎患者禁用。阿替洛尔和美托洛尔对支气管的影响较小，哮喘患者可以小剂量使用，但严重哮喘患者慎用。

常用的钙拮抗剂类药物有尼莫地平、维拉帕米（异搏定、戊脉安）和氟桂利嗪（氟脑嗪、脑灵、西比灵）。由于不同厂家生产的尼莫地平在服药后吸收情况不同，其效果也不同，所以，患者应坚持服用同一厂家的产品。也可选用维拉帕米，但有支气管哮喘的患者应慎用。另外，要注意维拉帕米不可与上述β阻滞剂类药物合用，以免发生低血压、心跳过慢甚至心脏停搏等严重后果。

（3）讲究注意事项：高血压病伴偏头痛的患者，还需注意避免饮酒，因为乙醇能加重高血压和偏头痛。长期使用β阻滞剂类药物，不可突然停药，需要停药时应逐渐减量，以免反跳，加重病情。如果单用β阻滞剂类或钙拮抗剂类药物，血压控制不好，可加用一

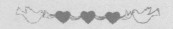

种利尿剂，如氢氯噻嗪，同时注意补钾。避免使用既加重高血压，又引发偏头痛或加重偏头痛的药物如雌激素和口服避孕药。

179. 高血压头痛为什么要少用止痛药?

原发性高血压，即我们通常所说的高血压病，主要的临床症状是头痛、头晕和头涨。这些症状多与血压成正比，特别是在血压增高时，头痛、头涨症状越发显著。每到此时，有不少人试图借助一般止痛药缓解头痛。虽然应用止痛药可以缓解头痛，也可减轻头涨表现，但医学专家劝告病人必须少用止痛药来控制高血压头痛。其理由主要有三点：

（1）止痛药虽有一定效果，但只能解一时之"痛"，不能持久发挥作用，也对高血压的控制无益。

（2）有可能掩盖病情：由于服用止痛药暂时缓解了头痛等症状，使得病人疏于对血压的检测。有些病人并不知道头痛是因血压增高所致，出现症状也就不会主动去测量血压，因此便有可能延误病情，甚至导致高血压危象。

（3）长期使用止痛药可致药物副作用增加：特别是高血压病人多为老年人，对药物的耐受性差，加之止痛药多有明显的消化道副作用，经常服用会增加上消化道损伤、糜烂、溃疡和出血的危险。

因此，当高血压病人出现不明原因的头痛、头涨和头晕时，应及时测量血压。若为血压增高所致头痛等症状，务必少用或不用一般止痛药，而要积极控制血压，随着血压下降或恢复正常，头痛等症状往往可自行消退。

180. 高血压患者常规检查的目的是什么?

高血压患者在门诊就诊过程中往往被要求做一些常规检查，目的是为了：

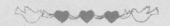

(1) 明确引起血压异常升高的病因，鉴别原发性与继发性高血压。

(2) 明确高血压病情严重程度。

(3) 明确是否存在合并症，如高脂血症、糖尿病、痛风等，以及心、脑、肾并发症，如冠心病、中风、肾功能不全等。

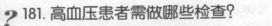
181. 高血压患者需做哪些检查?

(1) 心电图和超声心动图检查，以判断有无左心室肥厚和心律紊乱。

(2) X 线及其他检查（必要时行血管造影、CT 检查定位诊断），以判断有无主动脉扩张、延长或缩窄。

(3) 尿常规及肾功能检查，检查尿蛋白、尿糖、血肌酐、尿素氮、血钾、血尿酸水平。

(4) 眼底检查眼底动脉硬化程度。

(5) 血糖、血脂及血钙水平检查。

(6) 有条件者在治疗前做 24 小时动态血压检测。

(7) 年轻高血压患者应做肾上腺 B 超检查。

对怀疑为肾血管性高血压的患者应做静脉肾盂造影、肾动脉造影、肾图及肾静脉血肾素水平和活性的测定。血、尿儿茶酚胺及其代谢产物水平的测定对嗜铬细胞瘤的诊断具有重要意义。其他如血、尿皮质醇与醛固酮水平的测定对于鉴别内分泌性高血压也同样具有重要意义。

182. 糖尿病人、高血压病人为什么要看眼底?

糖尿病、高血压病人，经内科医生全面检查以后，还要请他到眼科检查眼底。糖尿病、高血压与眼底有什么关系呢? 糖尿病是一种内分泌—代谢病，可影响全身各器官。但与眼睛的关系更为密切，可引起白内障、视网膜病变、暂时性屈光不正、眼外肌麻痹等，其中视网膜病变最为常见。眼底病变随糖尿病病程加长，发病率逐渐升高。据国内报道病程在 5 年以下者眼底改变为 38%～39%；病程 5～10 年者发病率为 50%～56.7%；10 年以上者发病率增至 69%～90%。早期眼底检查可发现视网膜后极部散在微血管瘤和小点状或小片状出血、视网膜静脉充盈扩张、轻度迂曲。随着病情的发展，除了微血管瘤和点、片状出血外，同时出现白色或黄白色渗出，病变往往波及黄斑区影响视力。进一步发展，视网膜和视乳头上出现广泛的新生血管，并有结缔组织增殖，视网膜反复出血，棉絮状渗出增多，严重损害视力。晚期或严重病例，可反复发生大量的玻璃体出血，出血如不能完全吸收可产生机化条索，与视网膜粘连，引起增殖性玻璃体视网膜病变，增殖条索牵拉视网膜引起视网膜脱离，最后导致失明。

183. 为什么说高血压病人要勿忘测血糖?

高血压病人由于血压长期持续性升高，可引起视网膜的一些病理改变。早期视网膜小动脉痉挛，检查可见小动脉变细、反光增强。如果持续痉挛则可发展为动脉硬化，动静脉交叉处有压迹现象，严重者可出现铜丝状或银丝状动脉。如果病情发展，血压急剧增高，可出现视网膜水肿、出血和渗出，进一步发展颅内压增高可合并视乳头水肿。由此可见，糖尿病和高血压的眼底检查，对疾病的早期诊断、治疗及判断预后提供了极其重要的参考依据。

原发性高血压人群的血糖水平比血压正常人群高，血浆胰岛素水平也较正常人高，这充分说明高血压患者的胰岛素降血糖的能力出现了问题。说得详细一点就是，高血压或肥胖使胰岛素的生物学作用在高血压患者中被削弱。这些人的机体对胰岛素产生抵抗，而为了维持一个较正常的血糖水平，他们的机体自我调节机制使其胰岛 β 细胞分泌较正常多几倍甚至十几倍的胰岛素来降低血糖，这便造成了高胰岛素血症。高胰岛素血症确实能使这些人的血糖，在几

年甚至更长时间内维持在不是太高的水平。但有得必有失，他们的机体也为此付出了高昂的代价。最终高胰岛素血症导致了血糖升高、血甘油三酯升高、高密度脂蛋白降低、血浆纤维蛋白原升高、高尿酸血症，最后胰岛素的功能逐渐减弱以致衰竭，从而又出现了糖尿病。有鉴于此，建议患高血压病的人，在降压治疗中避免用加重胰岛素抵抗的药物，并且定期检查是否血糖水平已有所升高，是否已出现高脂蛋白血症、高纤维蛋白原血症。如有则应积极采取措施，以防恶化而发生冠心病、脑卒中。

184. 高血压性肾损害合并肾功能不全时如何治疗？

高血压性肾损害病人的肾功能无论损害程度如何，都应该严格控制血压以防肾功能进一步损害。在合并肾功能不全时，尤其是肾小球滤过率在 20mL/min 以下时，控制血压偶尔能引起少尿性急性肾功能衰竭，但这不能成为降压治疗的反指征。控制血压能保护生命器官（心脏和脑）的功能，而且，即使由于恶性小动脉肾硬化已步入终末期肾脏疾病，严格地控制血压也有可能恢复其肾功能。已达尿毒症者，在努力控制高血压的同时还应加用透析疗法，它能纠正尿毒症和水潴留。单用透析疗法难以满意地控制血压，必须加用降压药，实践证明，长压定和心得安联合应用效果比较好。

185. 为什么说要综合性治疗高血压？

高血压的病因不是单一因素所致，因此治疗也应是综合性治疗，又叫整体治疗，包括药物治疗和非药物治疗的各种手段，才是高血压病最理想的治疗方法。

过分地依赖降压药，尤其是西药降压药，这是临床中存在的一种错误倾向。任何降压药物都有程度不等的副作用，药物治疗并不是理想的治疗方法。只有在非药物治疗无效的情况下，才考虑使用

降压药。对一定要用降压药才能控制血压的患者，整体治疗（非药治疗和中、西药联合使用）取得的效果更好，而且可减少西药降压药的剂量和副作用。

如果根据高血压病的分期或分类进行治疗，则选药原则应这样考虑：轻、中度高血压病通常用单一药物，如利尿药、β受体阻滞剂、血管紧张素转换酶抑制剂或钙拮抗剂便能控制血压；重度高血压病则需要联合用或使用作用较为强烈的降压药才能控制血压。

第一期高血压病的血压波动较大，采用非药物疗法或中成药、中草药治疗即可，不一定要用西药降压。

第二期高血压病的血压常持久而稳定地升高，应按血压高度分为轻、中、重三度，按病情程度选择降压药和中成药、中草药。

第三期高血压病因有器官功能衰竭，因此降血压不能降得太快太低，以免加重器官功能衰竭，联合用药或使用强烈降压药时应十分谨慎，加用"辨证论治"的中药十分有意义。

186. 长期服用降压药会影响性功能吗？

并非所有降压药均会降低性功能。有些降压药还具有改善性功能作用，如缬沙坦（代文）等。目前认为β受体阻滞剂、利尿剂（包括寿比山）、优降宁等对性功能可能有些影响，而血管紧张素Ⅱ受体拮抗剂（ARB）、血管紧张素转换酶抑制剂（ACEI）、α受体阻滞剂对性功能影响较少。

187. 如何判断性功能下降是降压药引起的？

若要判断性功能降低是否由药物引起，最简单办法是停药1～2周后，观察性功能能否恢复。一般来说，降压药所致性功能降低在停药后多能复原。

188. 一天 24 小时高血压病人应注意些什么?

如果您不幸患了高血压,千万不要着急。只要能科学地安排每天的24小时、注意保健,轻症可不治自愈,即使严重高血压,也会提高药物治疗的效果。

(1) 缓慢起床:早晨醒来,不要急于起床,先在床上仰卧,活动一下四肢和头颈部,使肢体肌肉和血管平滑肌恢复适当张力,以适应起床时的体位变化,避免引起头晕。然后慢慢坐起,稍活动几次上肢,再下床活动,这样血压不会有大波动。

(2) 温水洗漱:过热、过凉的水都会刺激皮肤感受器,引起周围血管的舒缩,进而影响血压。30~35℃的温水洗脸漱口最为适宜。

(3) 饮水 1 杯:漱口后饮白开水一杯,既有冲洗胃肠道的作用,又可稀释血液,降低血液粘稠度,通畅血循环,促进代谢,降低血压。

(4) 适当晨练:高血压病人不宜做激烈运动,跑步、登山均不可取,只宜散步、柔软体操、打太极拳,可增强血管的舒缩能力,缓解全身中小动脉的紧张,有利于降压。

(5) 耐心排便:切忌排便急躁、屏气用力,那样有诱发脑出血的危险。要坐便,这样可持久,蹲位易疲劳。如有习惯性便秘,要多吃蔬菜、水果和纤维素多的食物,可用些缓泻药,克服排便困难。

(6) 早餐清淡:一杯牛奶或豆浆,两个鸡蛋或两片面包、或半个馒头,清淡小菜即可。不可过饱,也不可不吃。

(7) 万勿挤车:高血压者无论上班、下班或外出,都应尽量避免挤公共汽车,最好步行或骑自行车,把途中的时间留得宽裕从容些。时间卡得太紧,情绪紧张、心理压力大,会促使血压升高。

(8) 中午小睡:午饭要丰盛些,有荤有素,但不宜油腻,同样不可过饱。餐后稍活动,应小睡一会儿(半小时至 1 小时)。无条件睡时,可坐在沙发上闭目养神或静坐,这样有利于降压。

(9) 晚餐宜少:晚餐宜吃易消化食物,除干饭外,应配些汤类,

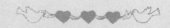

不要怕夜间多尿而不敢饮水或进粥食。进水量不足，可使夜间血液粘稠，促使血栓形成。

（10）娱乐有节：睡前看电视不要超过 1～2 小时，坐位要适宜舒服，勿太疲劳。不要看内容过于刺激的节目，否则会影响睡眠。下棋、打扑克、打麻将要限制时间，特别要控制情绪，不可过于认真、激动。切记不要赌钱，劣性娱乐反而会使血压升高。

（11）安全洗澡：每周最少洗澡 1 次，但要特别注意安全，尤其在大浴池中，要防止跌倒，水不要过热，不要浸泡时间过长。

（12）睡前洗脚：按时就寝，上床前用温水洗脚，然后按摩双足及双下肢，促进血液循环。入睡前闭目静坐，这样可回忆一下全天的活动，找出对健康不利的缺点，以备下一日克服。自然入睡，尽量少用或不用安眠药。

（13）房事宜减：轻度高血压，可行房事，但要轻柔，防过度兴奋，切忌过频，中重的高血压应暂停性生活。

189. 高血压病人怎么护理？

高血压病人的护理要点如下：

（1）生活起居规律，劳逸结合，充足睡眠，根据病情与体质状况进行适量、有益的体育锻炼，如游泳、太极拳、静气功等。有头晕等症状时应卧床休息。

（2）保持心情舒畅，避免精神紧张和情绪激动，消除恐惧、忧虑、悲观等不良情绪。

（3）饮食宜清淡，低热量、低脂肪、低盐、易消化；多吃新鲜蔬菜与水果；少食辛辣食品；忌烟，限酒；保持大便通畅。

（4）定期测量血压，有条件的家庭，最好自备血压计。坚持服药，不得随意停药，血压基本稳定者，应在医生指导下调整药量。

190. 为什么说不能忽视不良的生活习惯?

一些不良的生活习惯，给治疗带来了极坏的影响。因此，我们必须引起高度重视。

（1）要控制好参加娱乐活动的时间，如：打麻将、打牌、跳舞等活动的时间不要过长或无节制。

（2）要控制好饮食，首先，要限制食盐摄取。要根据患者的特点，缓慢地将盐的摄入量控制在每天 5～8g。大约经过 100 天左右逐渐适应淡味的饮食。

（3）多量饮酒会导致高血压，经医学调查表明，每日饮酒量超过 42ml 的人，脑血管意外发病的危险性增加。从对血压影响和预防心、脑血管并发症的角度来看，家庭护理人员要控制患者饮酒，切忌过量。

191. 无症状性高血压可否需要服药?

王师傅 40 出头，身体健壮，尽管 1 年前体格检查时发现了高血压，但没有感到任何不适，因而未把这件事放在心上，更没有诊病服药。细心的妻子可不一样，觉得丈夫得了高血压，内心深感不安，到处向人咨询，得知高血压会带来心脏并脑血管病等恶果，每天总是劝丈夫及早就诊并服药降压。丈夫对着唠叨不停的妻子，心里虽有不服，亦只好在妻子的"监管"下，夫妻一同来门诊，请医生作他们之间的评判。

王师傅自诉曾测血压多次，有时略有升高，但不严重，有时又在正常范围以内，没有任何不适，只是体型渐肥胖，体重增加较快，医生检查未发现其他异常，只是血压 155/90mmHg，属于轻型高血压。

王师傅是否一定要服降压药物呢？其实，高血压的早期，患者是没有特殊不适感觉的，如果不是严重的急进型高血压，病人的不适与血压增高程度未必一致，千万别用高血压的症状来作为治疗的准绳，这样容易错失治疗的时机。虽然病者没有感觉不适，但持续

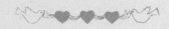

的高血压状态，引起全身小血管的痉挛，日久血管管壁便缺氧，逐渐出现硬化。血管硬化了，靠血管供应血流的脏器便受到损害，其中与人们的生命密切相关的心、脑、肾是首当其冲的受害者，患者的健康因此受到损害，甚者危及生命，因此要及早治疗。只是王师傅的血压属于轻度高血压，尤其是血压大多波动于临界高血压（即血压 140～149/90～95mmHg），因而首先强调的并不是降压药，应该是非药物疗法，其治疗方法包括以下几项：①体重超过标准体重15%以上的人，应以限制饮食、减肥为主要。因为大量资料已证明，体重与血压有明显的关系。标准体重的简略计算方法是身高（厘米计算）减去 105，就是标准体重的公斤数了；②限盐，食物要淡，不吃过咸之食物；③戒酒和限制食动物脂肪；④戒烟；⑤增加运动量，如做体操、打太极拳等；⑥做一些松弛精神和肌肉的理疗；⑦合理安排生活，避免精神过度紧张和受刺激。这些非药物性的治疗，可以消除大部分的轻型高血压和临界高血压。经过合理地身心调理，若血压仍属于高血压范围，就必须接受进一步地高血压病因检查和降压药物治疗了。所以，王师傅妻子的忧虑是有道理的、是应该的。

发现了高血压，不必紧张，也不应影响正常的生活，依靠大夫的检查和治疗，一般可以把血压控制在正常范围。定期复查、系统地治疗，可以长久地保持身体健康。

192. 什么是脑卒中？

脑卒中是一种严重威胁人类健康和生命的常见疾病，又称中风、脑血管意外，是由于缺血或出血引起的急性局部、短暂或持久性的脑损害，通常指包括脑出血、脑梗塞、蛛网膜下腔出血在内的一组疾病。最重要的可干预的危险因素是高血压，其次是吸烟、心脏病和高脂血症。卒中史或短暂性脑缺血发作（TIA）也是重要的可干预性危险因素。其他的因素包括糖尿病、酗酒、口服避孕药和肥胖、饮食、生活方式等。

193. 怎样防治脑卒中?

(1) 将血压控制在一个合理水平：因为血压过高，易使脑内微循环瘤及粥样硬化的小动脉破裂出血；而血压过低，脑供血不全，微循环淤滞时，易形成脑梗塞。

(2) 讲究精神心理卫生：许多脑卒中的发作，都与情绪激动有关。

(3) 减肥：肥胖是公认的脑卒中的危险因素之一。

(4) 科学合理饮食：要以低脂肪、低热量、低盐饮食为主，并要有足够优质的蛋白质、维生素、纤维素及微量元素。饮食过饱不利于健康。霉变的食品、咸鱼、冷食品均不符合食品卫生的要求，要禁食。

(5) 气候变化与人体健康关系极为密切。当气温骤变，气压、温度明显改变时，由于中老年人，特别是体弱多病者，多半不适应而患病，尤其是严寒和盛夏时老年人适应能力差，免疫能力降低，发病率及死亡率均比平时高，所以要特别小心。

(6) 及时治疗糖尿病、冠心病、肝肾功能不全等疾病。

(7) 适度的体育活动有益于健康。

(8) 重视中风的先兆：中风虽然是突发的急骤病变，但往往也可发现一些预兆，主要有以下几种表现：

①一侧面部或上、下肢突然感到麻木，软弱乏力，嘴歪，流口水。

②突然出现说话困难或听不懂别人的话。

③突然感到眩晕，摇晃不定。

④出现短暂的意识不清或嗜睡。

⑤出现难以忍受的头痛，而且头痛由间断性的变成持续性的或伴有恶心呕吐。

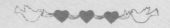

194. 哪些病人易患脑卒中？

各种脑卒中病人在发病前，大都没有严重的临床表现。但一旦发生脑卒中，不论是出血性、缺血性或是混合性的，迄今均缺乏有效的疗法，有较高的死亡率或致残卒。所以应及早检查，发现各种脑卒中危险因素存在时，尽早干预治疗，力求防止或推迟脑卒中的发生。

（1）如果您已经 35 岁，那么您应该定期进行体检和化验，应着重了解：血压，有无心脏病、糖尿病、TIA 等疾病，体重指数（体重／身高 ²），血脂。

（2）有 1 种或几种危险因素时，应请教医生给予治疗，并定期随访。可以购买相关的科普书籍阅读，掌握相关知识。

（3）有吸烟、酗酒习惯者，特别是合并有其他因素者，应戒除坏习惯，或逐步减量至戒除。

（4）饮食偏咸、过腻的中老年人，建议改善饮食结构，保持清淡，多食蔬菜、水果、鱼，养成勿过饱的饮食习惯。

（5）如果体力活动过少、体重指数过高（正常 21 ~ 24），应该适当增加体力劳动，多从事力所能及的劳动或锻炼。

（6）调整生活方式，保持劳逸结合，注意心情舒畅，切忌激动、暴怒，防止便秘，避免过于劳累等情况。

195. 遇到有人突发脑卒中时怎么办？

当发现有人突发脑卒中时，第一步抢救处理是非常重要的环节，处理是否得当、及时，影响着病人的预后。

（1）常见的错误处理方法：

①惊慌失措：平时不注意健康保健、防病治病的知识，缺乏对脑卒中的认识，一遇到紧急情况，或惊叫，或悲哭，茫然不知所措。

②野蛮搬运：有的病人家属为"抓紧时间"抱起病人或背扛起

病人就往医院跑，殊不知，这样的运送方式往往会加重病情。

③错误应对：有的只顾及喊人回来帮忙，或忙着把病人搬上床；还有的人给病人喂水或饮料；有的舍近求远，脑卒中病人早期处理一刻千金，必须分秒必争，有的家属只顾到有名气的医院而延误抢救时间。

(2) 正确的处理方法

掌握正确的应急措施对减少合并症，维持生命体征，防止病情加重，争取时间，进一步救治十分重要。正确的做法是：

①保持镇静，迅速拨打急救电话"120"，寻求帮助，必要时不要放下电话，询问并听从医生指导进行处理。

②将病人抬至床上：注意不要将病人拉起或扶起，以免加重病情。最好2~3人同时搬抬，一人抬肩，一人抬托腰臀部，一人抬腿，头部略抬高。

③保持呼吸道畅通：有呕吐或昏迷者，将头偏向一侧，便于口腔黏液或呕吐物流出。将病人的衣领解开，取出假牙。如病人气急，咽喉部有痰液者，可用橡胶管插入病人咽喉部，另一头用力吸出阻塞物。

④病人有抽搐时，可用两根竹筷缠上软布塞入上下齿之间，防止舌被咬伤。

⑤转运途中避免头部震动：病人担架的褥垫以厚软为宜，头部要专人保护，以减少行车中摇晃和震动。

⑥在没有明确诊断之前，切勿擅自作主给病人服用止血剂、安宫牛黄丸或其他药物。

⑦如果病人是清醒的，应注意安慰病人，缓解其紧张情绪。宜保持镇静，切勿慌乱，不要悲哭或呼唤病人，避免造成病人的心理压力。

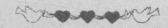

196. 患者家属如何向医生讲述病情?

脑卒中发生后，患者往往神志不清或有言语障碍，此时需要了解情况的家属或同事向医生叙述病情。

(1) 详细讲述患者发病时的情况，发病多久，当时正在干什么，有无情绪激动的情况，有什么症状，有无意识丧失，有无尿失禁，有无抽搐发作，当时是否用药等。

(2) 注意向医生说明患者以前的健康状况：有无高血压、糖尿病，有无脑卒中，有无进行过治疗，效果如何等。

197. 为何说低血压也要重视?

我们不仅要重视高血压，也要防止低血压。低血压也可能引起心脑供血不足，其危害程度不亚于高血压。低血压是指收缩压低于 90mmHg，舒张压低于 60mmHg。低血压可能是一过性的，也可能是长期性的。低血压可分为急性和慢性。平时我们讨论的低血压大多为慢性低血压。据统计，慢性低血压发病率为 4%左右，老年人群中可高达 10%。

医学上将低血压又分为生理性和病理性两大类。

①生理性低血压者除动脉血压低于上述值外，无任何自觉症状。经长期随访，人体各系统器官无缺血和缺氧等异常，也不影响寿命。生理性低血压状态常见于年轻妇女，尤其是体型瘦长者，而经常从事较大运动量的活动和重体力劳动者也不少见。其低血压的产生常与迷走神经紧张性较高有关。

②病理性低血压（低血压病）除动脉血压低于正常外，常伴有全身乏力、头晕、易疲倦、出汗、心悸等症状，当长时间站立或者由卧位（或坐位、蹲位）转为站立时，上述症状更为明显，甚至昏倒。

低血压病又分为急性低血压和慢性低血压，急性低血压多见于各种休克和急性心血管障碍。慢性低血压可有遗传倾向，也可继发于某些神经性疾病、心血管疾病、慢性营养不良、内分泌功能紊乱、传染性疾病恢复期以及使用某些降压药时，常伴有相应的不适和检查异常。年轻女性仅动脉血压低于正常，而无任何自觉症状并不属于病态。

198. 如何处理老年性低血压？

在夏季时分，老年人尤其要注意低血压的发生。因为老年人存在不同程度的器官退行性病变，体内各种血压调节机制，如压力感受器等敏感性均降低、植物神经对血管的调节机制减弱。在炎热的夏季，出汗增多，易导致体内容量不足；在较快速的体位变化时，老年人动脉硬化，血管的弹性差；心脏搏出量又跟不上，易导致低血压的发生。由于大脑对缺血缺氧极为敏感，低血压引起脑组织的缺血性损害极为突出，病人常感头晕、头痛、眼前发黑、健忘、思维迟钝，容易发生缺血性脑卒中。老年性低血压的防治应首先查找病因，如患有贫血、慢性胃出血等病时要及时诊治；如果患的是体位性低血压，在起立或起床时动作尽量缓慢，不可操之过急，每变换1次体位，要休息片刻；体质虚弱者应加强营养；夏季出汗较多时，注意盐和水的补充。高血压的老年患者，夏季要注意监测血压的变化，按照医嘱及时合理地调整降压药的数量、种类和剂量，以防止低血压的发生。

199. 怎样预防高血压？

改善不合理的生活方式是预防高血压，也是治疗高血压的重要手段。下面是专家们提出的改善生活方式的具体措施：

（1）减少食盐的摄入量：平时我们吃饭时，钠的摄入普遍较多，为了预防高血压病必须减少食盐的摄入量。食盐摄入量的标准为每天少于6g。含盐较高的食物有：精盐、酱油、黄酱、郫县辣酱、甜面酱、榨菜、腌芥菜头、酱萝卜、香肠、腊肠等。

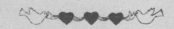

（2）控制体重：由于体重与身高有关，所以通常用体重指数〔BMI = 体重（kg）／身高^2（m^2）〕来衡量人的肥胖程度。体重指数的正常范围为 20~24，体重指数大于等于 25 为超重，超过 30 则是肥胖，超重或肥胖者应减肥。在改变饮食的同时，还应进行适度的体育锻炼，如快走、慢跑、健身操等，以促进热量的消耗。在减重过程中，不能急于求成，有人通过吃极低热量的饮食或完全饥饿来达到迅速减肥的目的，是不可取的方法。

（3）戒烟：吸烟可使血压升高，更重要的是，吸烟是脑卒中、冠心病的重要危险因素。因此，为了降低心血管病的危险因素，吸烟的人应争取戒烟。

（4）限制饮酒：所有的人都应限制饮酒量，每日饮用的酒精量应少于 20g。如果你有饮酒习惯，又发现血压升高或者是体重超重，都最好戒酒。

（5）保持良好的心理状态：我们应该时时告诫自己，要心胸开阔，避免紧张、急躁和焦虑状态，同时劳逸结合，心情放松。

（6）进行有规律的体育锻炼：注意从小的运动量开始，逐渐增加；对于适合自己的运动要长期坚持下去；年龄较大者，适合低强度的运动项目，避免运动中发生意外。

（7）增加钙的摄入量：我国人群钙摄入普遍不足，多数仅达到供给量（800mg／d）的一半左右。为预防心血管病的发生，应多增加钙的摄入。

（8）改善膳食结构：1997 年，中国营养学会发表了《中国居民膳食指南》，主要内容包括 8 条，即：食物多样、谷类为主；多吃蔬菜、水果和薯类；常吃奶类、豆类或及其制品；经常吃适量鱼、蛋、瘦肉，少吃肥肉和荤油；食量与体力活动要平衡，保持适宜体重；吃清淡少盐的食物；饮酒应适量；吃清洁卫生、不变质的食物。

另外在早期防治上还要注意：①定期测量血压是早期发现症状性高血压的有效方法。对有高血压家族史的人，从儿童起就应定期

检查血压。正常小儿的收缩压＝年龄×2＋80（mmHg），舒张压为收缩压的 2／3~3／5。学龄儿童正常最高值 120／80mmHg。对无高血压家族史的人，从 40 岁起应定期测量血压，有的高血压病人可维持 10~20 年无症状，一旦发现已是Ⅱ期以上。②及时控制临界高血压。当血压在 140~160／90~95mmHg 之间时称为临界高血压，临界高血压多无症状，但必须予以重视。美国 45 岁男性中，舒张压为 90~95mmHg 者，5 年死亡率较血压正常者高 2 倍。对于临界高血压，首先应用非药物疗法。除了上面介绍的措施外，还可用理疗、针灸等，多可收到良好效果。

200.预防高血压"十诀"

一袋牛奶一个蛋，二便通畅记心间；
三餐饮食宜清淡，四体适度常锻炼；
五色果蔬不间断，每天只吃六克盐；
七情调节莫失控，八方交友心喜欢；
酒不喝来烟不抽，十分松弛心不烦；
百般措施重保健，千万重视常体检。

201. 高血压相关知识点滴

目前，国内的高血压防治现状不容乐观，绝大多数人不懂高血压知识。第一，70%左右患者不知道自己患有高血压，即知晓率低；第二，服药率低，不到 25%；第三，控制率低，不到 5%。因此，我们要普及高血压相关知识。

（1）高血压病的早期信号——午后头痛。如果你在一段时间里，午后经常出现原因不明的头痛，那么，就应当及时去医院检测一下血压，以利于早发现早治疗。

（2）24 小时血压监测，即"全天候"盯住血压，有助于早期发现高血压患者（因有部分患者仅在早上 6~8 时或下午 5~8 时血压升

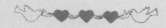

高，其他时间血压不高，还可协助鉴别继发性高血压和"白大衣高血压"（即仅在医生检查时发现高血压）。

（3）女子在不同的年龄阶段中，可能会出现有别于男子的各种高血压症状，即经前紧张综合征、避孕药导致的高血压、妊娠高血压综合征和更年期高血压，无论哪种情况，都应尽可能上医院就诊。

（4）近日，德国埃森大学医院药理学研究所与雷根斯堡大学医院研究证实，确实存在一种控制人体血压的基因，该基因的变异会增加高血压的危险，但并非惟一原因，很可能是基因变异与不健康的饮食习惯共同作用导致了高血压。

（5）可因治疗不当，或劳累过度、饮食失节、烟酒损害、情绪激动、寒冷等多种因素引发高血压。部分患者可在短期内发生高血压急症，约 3%~4% 的中、重度高血压患者可发展为恶性高血压，有的可发生高血压危象，或高血压脑病。

（6）现代医学已经证实，左心室肥厚是中风、心肌梗塞、猝死、心绞痛、心衰和肾衰的主要危险因素；高血压引起的左心室肥厚，是导致患者最终发生心衰和死亡的关键所在。

（7）理想的降压药最好是：①能有效地降低血压，不因连续用药而产生耐药性；②副作用少；③不增加各种危险因素；④能减少高血压造成的并发症；⑤降压效果长久，24 小时均衡降压，服用简便；⑥药价适宜。

（8）高血压患者首次降压药应晨起时服用，目的在于控制上午血压增高的峰值，和预防与血压骤升有关的心脑血管意外事故的发生。

（9）高血压病人要做到"五要"，即要力戒烟酒、要限钠加钾、要减轻体重、要适度运动、要情绪稳定。

（10）高血压患者一般可采用散步、慢跑、骑车、游泳、跳舞、划船、做体操、打太极拳等运动项目，对降压和增加左心功能有益，可使体重降低。举重、推球、牵拉等项目应避免。

(11) 美国弗明雷汉研究表明：体重下降 15%的男性，收缩压下降 10%；而体重增加 15%者，收缩压增加 18%。另一研究表明，肥胖的高血压病人，体重每下降 1kg，血压下降 2.5~1.5mmHg。

高血压患者要"三松"，即裤带松、鞋子松、衣领松，要避免裤带勒得过紧，鞋子太小太窄，领带扎得太紧。

202. 你是否患有高血压？

(1) 头疼和头重：高血压病引起的头疼多半出现在后脑部位，并伴有恶心、呕吐感。若经常感到头疼又很剧烈，同时又恶心作呕，这就是向恶性高血压病转化的特有症状。

(2) 晕眩：高血压病引起的晕眩症状，女性患者出现较多，男性患者也有这种症状。因高血压出现晕眩，感到身体失去平衡，步行困难和天旋地转，就可能是脑充血或脑中风的先兆。

(3) 耳鸣：高血压病引起的耳鸣都是双耳耳鸣，持续时间较长，耳鸣严重。

(4) 腰酸肩痛：高血压病人会有经常性的腰酸肩痛症状。

(5) 心悸气喘：高血压病导致的心脏肥大、心扩张、心肌梗塞、心脏机能不全、狭心病等都会使心脏功能不正常，出现心悸气喘的症状。

(6) 手脚麻痹：高血压病引起的麻痹不只出现于手脚部位，大部分运动系都会出现麻痹症状，还会出现知觉的麻痹，而且绝非暂时性的，症状不会消失，直至半身不遂为止。

(7) 小动脉硬化：高血压导致肾脏、脾脏、胰脏和大脑的小动脉中膜纤维性组织坏死，失去弹性而硬化，会有溢血和栓塞病状发生。

(8) 冠状动脉硬化：心肌由冠状动脉供血，硬化后，心肌便缺血。冠脉硬化严重时会堵塞，心肌因缺血而发生组织坏死，这就是心肌梗塞。

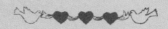

203. 自测你是否易患高血压?

高血压病是最常见的心血管疾病,不但发病率高,且可引起严重的心、脑、肾并发症,致残率和死亡率极高。俗称"沉默杀手"的高血压病在造成心血管系统损害时常常不引起任何症状,尽管媒介大量宣传防治高血压的重要性,但仍有许多人身受其害而对此一无所知,实在令人惋惜。但值得庆幸的是,很多高血压病非常容易得到控制,如果你有高血压好发因素,可以在饮食、生活习惯上作一点适当的改变,便能避免发病,当你成功地预防了高血压的发生,自然就没必要担心高血压的厉害了。或者你忙于工作和家庭而无空暇,但为了你的健康,不妨挤出一点时间自测一下,看看自己是否易患高血压。下面是有 13 道自测题:

(1) 你的父母亲及其兄弟姐妹中有高血压病吗?

(2) 你是男性吗?

(3) 你有过高血压记载吗?

(4) 你在 55 岁以上吗?

(5) 你是否超过标准体重的 15%?

(6) 你每天摄盐量超过 12g 吗?

(7) 你每周锻炼少于 3 次吗?

(8) 你吸烟吗?

(9) 你每天饮酒超过 50ml 吗?

(10) 你有糖尿病吗?

(11) 你有高脂血症吗?

(12) 你的工作紧张吗?

(13) 你在应激状态下充满敌意和愤怒吗?

如果每 1 题算 1 分,不知你能得多少分?分数越多,则发生高血压的可能性就越大。换句话说各种危险因素具有累加效应,比如你的父母之中有患高血压的,同时你又超重,那么你比仅父母之中患高血压的和仅肥胖的患高血压危险性的两者总和还要高。

你若得 1 ~ 2 分，则患高血压的危险性很小；3 ~ 4 分则仍比较低，可能表现你的饮食或生活习惯存在问题，如果得 5 ~ 7 分则危险性达中度至高度，大于 8 ~ 9 分则将你归入高度危险性一类。

请你不要过分紧张，这无非想帮你分析一下你自身的危险因素，即使你存在中度至高度危险性也不一定会患高血压，只能说明你比危险性小的人患高血压的几率高一点而已。当然，你也别掉以轻心，最好多多测量自己的血压，如果你的血压不高，仍有必要注意饮食和锻炼。这不仅是为了避免血压升高，它同时也是养生之道。若你的血压偏高，由于你的危险因素较其他人多，发生意外及并发机会也就很大。那么你应提高警惕，尽量避免上列问题出现的情况（除不可控因素外），若饮食和运动药物治疗后血压仍不能控制，那么建议你需要服用药物来控制血压。由于降压药物需长期服用，所以你要睁大眼睛来挑选既能有效降压，又副作用少的药物。

204. 如何选购血压计？

医学知识的普及，血压计早已不再是医院的专用器械，许多家庭也开始选购并使用血压计。常用的血压计有水银柱式血压计、电子血压计和气压表式血压计 3 种。

（1）水银柱式血压计：一般认为，水银柱式血压计测量的准确性和稳定性较高。但由于使用时需要配合听诊器来监听声音测量血压，所以对使用者的技术要求较高。如果技术不到位、操作不当，很容易使测得的血压产生误差。水银柱式血压计目前主要由医院使用。

（2）电子血压计：电子血压计外观轻巧，携带方便，操作简便，显示清晰，心率、血压测量 1 次完成。一般不需要太多的保养，只要注意平时不摔打、不沾水就可以了，比较适合一般家庭。目前市售的电子血压计，如按测量部位来划分，可分为手腕式与手臂式；如按测量方式来划分，可分为全自动式与半自动式。

如果您想购买电子血压计，建议您最好选择手臂式的。因为腕

式电子血压计所测得的压力值为腕动脉的脉搏压力值，对于大多数中老年人来讲，特别是那些血液黏稠度较高、微循环不畅的患者，用腕式电子血压计与用水银柱式血压计测得的结果相比较，经常会有很大的差异——相差 10mmHg 以上都是很常见的事情。

使用电子血压计虽然很方便，但同时也会受到许多限制，周围环境的噪声、袖带的上下滑动及摩擦等，都可能对测量结果产生一定的影响。因此在测量时，被测者不要说话，不要移动手臂或身体。需连续测量时，应松开袖带使手臂休息 3 分钟左右再进行测量。测量时应取坐姿，先保持 5～10 分钟的安静状态后再进行测量，每次测量前应先按下快速放气阀，放出袖带内残留的气体。

至于目前市售的"指套式血压计"、"手表式血压计"，严格来讲，只能称为"指端脉搏压力计"，因为其测量方式决定了其所测得的"血压"只是指端脉搏压力值，与真实血压之间存在一定差距。这一点在说明书上已有注释：为非医疗用品，仅供健康人监测用。

（3）气压表式血压计：气压表式血压计（又称无液测压计）形如钟表，是用表头的机械动作来表示血压读数的。这种血压计的其余部分与水银柱式血压计基本相同，但其准确度不如水银柱式血压计。